WFSBP（生物学的精神医学会世界連合）版
単極性うつ病性障害の生物学的治療ガイドライン

著
Michael Bauer
Peter C. Whybrow
Jules Angst
Marcio Versiani
Hans-Jürgen Möller
WFSBP Task Force on Treatment Guidelines
for Unipolar Depressive Disorders

訳
山田和男

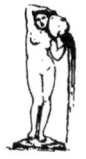

星 和 書 店

Seiwa Shoten Publishers

2-5 Kamitakaido 1-Chome
Suginamiku Tokyo 168-0074, Japan

World Federation of Societies of Biological Psychiatry (WFSBP) Guidelines for Biological Treatment of Unipolar Depressive Disorders

Michael Bauer
Peter C. Whybrow
Jules Angst
Marcio Versiani
Hans-Jürgen Möller
WFSBP Task Force on Treatment Guidelines for Unipolar Depressive Disorders

Translated from English
by
Kazuo Yamada, M.D

English edition copyright © 2002 World Federation of Societies of Biological Psychiatry
Japanese edition copyright © 2003 Seiwa Shoten Publishers, Tokyo

訳者まえがき

　本書は，The World Journal of Biological Psychiatry 誌の第3巻（2002年）に掲載された World Federation of Societies of Biological Psychiatry (WFSBP) Guidelines for Biological Treatment of Unipolar Depressive Disorders（Part 1 は pp.5-43、Part 2 は pp.67-84）の全訳である。

　訳者（山田）が「単極性うつ病性障害に関する WFSBP（生物学的精神医学会世界連合）特別委員会」の委員であったことが，本書の日本語訳を紹介しようと思った一番の理由であるが，その他にも以下の2つの体験もあり，その思いを強くした。

　同業者の批判は好ましくないことは承知しているつもりであるが，あえて書かせていただく。

　第一の体験は，訳者の外来に，いわゆるセカンドオピニオンを求めてきたA氏のことである。A氏は，抑うつ気分などを主訴に某精神科クリニックのN医師を受診したのだが，初診時に処方された薬剤があまりに多かったので，本当に服用してよいものかと心配して相談に来たという。A氏は，たしかに軽症のうつ病性障害であると診断できた。しかし，訳者が驚いたのは，初診時にN医師が処方した薬剤の内容（2種類の三環系抗うつ薬が各々30mg/日ずつ，1種類のSSRI，2種類のベンゾジアゼピン系薬剤，トラゾドン他）であった。薬の種類が多いのではないかと質問をしたA氏に対して，N医師は，「いろいろな薬を出しているのは副作用を分散させるためです」と答えたそうである。N医師は，その地域でも患者が多いと評判の精神科医であったので，この地域の人々は安心してうつ病にもなれないのかと思ってしまった。「精神科，かかるだけでも命がけ」（読み人知らず）。

　第二の体験は，訳者を取材に来ていた雑誌記者のB氏のことである。取材を終えた後，うつ病の再発を繰り返しているという知人のC氏について，相談を受けた。聞くところによれば，C氏のうつ病の症状は，薬物療法によって改善するのであるが，症状が改善するとまもなく，主治医のM医師が薬剤を減量するため，ふたたび症状が出現するとのことであった。

　N医師やM医師の医療行為が誤ったものであることは，間違いがない。説明するのも馬鹿馬鹿しいが，治療開始時から複数の抗うつ薬を処方するのは，あらゆる点から正しくないし，継続治療期や維持療法期の抗うつ薬の減量は反復（再発）率の増加につながる（本書94ページ参照）。しかし，おそらくN医師もM医師も，自分が誤ったことをしているとは思っていないであろう。

　上記の医師ほどは問題とならないのかもしれないが，もう何ヶ月も前にうつ病が寛解しているにもかかわらず，漫然とベンゾジアゼピン系抗不安薬を服用させられている患者も，比較的よく見かける。しかし，うつ病患者に対する4週間を超えるベンゾジアゼピン系薬剤の投与には，全く有益性がない（本書の38ページと44ページを参照）。妊産婦の治療（本書52ページ参照）に関しても，正しい知識をもっていない精神科医が多いようである。

近年，国内外の学会や研究班で，うつ病治療に関する様々な治療ガイドラインやアルゴリズムが作成されている。それぞれに一長一短があると考えられる。本書の特徴は，2001年8月までの最新データと，世界各国から集まった委員の意見（主に電子メールでのやりとりであったが）が反映されている。まさに，単極性うつ病性障害治療ガイドラインの国際標準と言えるであろう。ガイドラインを必要とする研修医や専修医などの若手の精神科医のみならず，ベテランの精神科医にも，うつ病治療に関する知識の再確認という意味で読んでいただきたい。本書が，多くの精神科医の目にとまり，ひいてはより多くのうつ病患者が恩恵をこうむる（安心して精神科医を受診できる）ことを念じて止まない。

　最後になりましたが，本ガイドラインの翻訳にご理解をいただき，本書の出版を快く引き受けてくださいました星和書店の石澤雄司社長と，編集にあたり，筆の遅い（校正も遅い）訳者に最後までお付き合いいただきました岡部浩さんに，感謝いたします。

秋晴れの甲州にて。平成15年9月吉日。訳者記す。

目　次

訳者まえがき　iii

第1部：大うつ病性障害の急性期と継続期の治療

要旨　3
　　キーワード　3
謝辞　3
推奨の実行概要　4
　　一般的な推奨　4
　　特殊治療の推奨　4

1. 単極性うつ病性障害　──────────────── 6
　1.1　序　言　6
　1.2　WFSBP ガイドラインの目的と対象読者　6
　1.3　文献調査とデータ抽出の方法　7
　1.4　推奨におけるエビデンスに基づいた分類　8
　1.5　大うつ病性障害の疫学と経過　9
　1.6　大うつ病性障害の治療適応と目標　12

2. 大うつ病性障害の急性期治療　──────────── 14
　2.1　抗うつ薬　14
　　2.1.1　分類と有効性　17
　　2.1.2　有効性と耐容性の比較　18
　　2.1.3　治療計画に影響を及ぼす特殊な臨床的特徴　21
　　2.1.4　初期治療の有効性の評価　23
　　2.1.5　初期治療の失敗を宣言する時　23
　　2.1.6　診断の再評価と至適抗うつ薬療法　24
　　2.1.7　治療薬モニタリング　25
　　2.1.8　抗うつ薬の薬物動態学と薬理遺伝学　26
　　2.1.9　部分反応または無反応患者に対する治療オプション　27
　　　2.1.9.1　戦略1：異なるクラスの新しい抗うつ薬への切り替え　28
　　　2.1.9.2　戦略2：同じクラスの新しい抗うつ薬への切り替え　29
　　　2.1.9.3　戦略3：2種類の異なるクラスの抗うつ薬の併用　29
　　　2.1.9.4　戦略4：抗うつ薬の増強療法　29
　　　　2.1.9.4.1　リチウム　31

    2.1.9.4.2 甲状腺ホルモン 31
    2.1.9.4.3 他の薬剤増強戦略 31
  2.1.10 治療抵抗性うつ病 32
2.2 ハーブ治療 33
2.3 電気けいれん療法 33
2.4 精神療法 35
  2.4.1 抗うつ薬と精神療法の併用 36
2.5 光療法 36
2.6 付加的治療 37
  2.6.1 抗精神病薬 37
  2.6.2 抗不安薬 38
  2.6.3 断眠 39
  2.6.4 運動訓練（エクササイズ・トレーニング） 39
2.7 新しい治療戦略 39
  2.7.1 経頭皮磁気刺激（TMS） 39
  2.7.2 迷走神経刺激（VNS） 40
  2.7.3 ステロイド降下薬とCRH受容体拮抗薬 40
  2.7.4 P物質（サブスタンスP）受容体阻害薬 41
  2.7.5 その他の新しいアプローチ 41

3. 大うつ病の継続期治療 42

4. 特殊な状況下における治療 44
4.1 その他の精神疾患が併存しているうつ病 44
  4.1.1 不安障害 44
  4.1.2 物質濫用／依存 45
    4.1.2.1 物質濫用が併存した原発性気分障害 45
    4.1.2.2 物質誘発性気分障害 45
4.2 小児と青年期におけるうつ病の治療 46
  4.2.1 疫学，臨床的特徴，経過 46
  4.2.2 小児期と青年期におけるMDDの急性期治療 46
  4.2.3 小児と青年のMDDにおける継続期治療 48
4.3 高齢者におけるうつ病治療 48
  4.3.1 高齢者の治療抵抗性うつ病 49
4.4 一般身体疾患によるうつ病 50
4.5 妊娠中と授乳中のうつ病の治療 52

 文　献 54

第2部:大うつ病性障害の維持療法と慢性うつ病性障害,閾値下うつ病の治療

要旨 85
    キーワード 85
謝辞 85
推奨の実行概要 86
    一般的な推奨 86
    特殊治療の推奨 86

1. 単極性うつ病性障害の長期治療 ——— 88
    1.1　序　言 88
    1.2　WFSBP ガイドラインの目的と対象読者 89
    1.3　文献調査とデータ抽出の方法 90
    1.4　推奨におけるエビデンスに基づいた分類 91

2. 大うつ病性障害の維持相の治療 ——— 92
    2.1　維持療法における一般的な治療原則 92
        2.1.1　目標と適応 92
        2.1.2　治療の実行 92
    2.2　維持療法としての薬物療法 93
        2.2.1　有効性のエビデンス 93
            2.2.1.1　抗うつ薬 94
            2.2.1.2　リチウム 94
            2.2.1.3　カルバマゼピンと他の気分安定薬 96
        2.2.2　有効性の比較 96
        2.2.3　維持療法における耐容性と副作用 98
        2.2.4　症状悪化と反復(再発)の治療 99
        2.2.5　予防抵抗性うつ病のための維持療法オプション 100
    2.3　維持療法の継続と中止 100
    2.4　単極性うつ病から双極性障害へのスイッチ(躁転) 102
    2.5　電気けいれん療法(ECT) 102
    2.6　精神療法 102
    2.7　特殊な年齢層における MDD の維持療法 103
        2.7.1　小児と青年 103
        2.7.2　高齢者 103

3. 慢性うつ病性障害の治療 ——————— 104
   3.1 序　言　104
   3.2 気分変調性障害　104
       3.2.1 気分変調性障害の薬物療法　105
   3.3 「二重うつ病」と他の慢性うつ病　106

4. 閾値下（subthreshold）うつ病 ——————— 107

   文　献　109

   索　引　121

（訳者註）
　薬剤名に関しては，原則として一般名を表記した．本邦未発売（平成15年10月現在）の薬剤についてはアルファベット表記とし，本邦で利用可能な薬剤は一般名をカタカナで表記した後に＜　＞内に主な商品名を追加した．

単極性うつ病性障害の
生物学的治療ガイドライン

第1部
大うつ病性障害の急性期と継続期の治療

第1部：大うつ病性障害の急性期と継続期の治療

要 旨

　これらの単極性うつ病性障害の生物学的治療のための実用的ガイドラインは，生物学的精神医学会世界連合（WFSBP）特別委員会によって開発された。本ガイドライン開発の目標は，組織的に，単極性うつ病性障害の全ての治療法に関する，全ての利用できるエビデンスを再調査することと，臨床的かつ科学的に意味がある，利用可能なエビデンスに基礎をおいた，一連の診療上の推奨を作成することである。本ガイドラインは，これらの状態（訳註：単極性うつ病性障害）の患者を，診察・治療している全ての医師によって用いられることを意図したものである。本ガイドラインを開発するために用いられたデータは，うつ病性障害に対する，主にうつ病治療のためのさまざまな国の治療ガイドラインと研究班から抽出された。同時に，MEDLINEのデータベースとコクラン・ライブラリーの検索によって確認された，抗うつ薬や他の生物学的治療介入の有効性に関するメタ解析やレビューからも抽出した。確認された文献は，その有効性のエビデンスの強さについて評価され，AからDの4段階のレベルに分類された。本ガイドラインの第1部は，疾患の定義，分類，疫学，単極性うつ病性障害の経過と，急性期および継続期治療のマネジメントを網羅する。本ガイドラインは，主に成人，さらには狭い範囲ながらも，小児，青年，高齢者に対する，生物学的治療（抗うつ薬，他の精神薬理学的治療，ホルモン治療，電気けいれん療法，光療法，付加的な新しい治療戦略を含む）に関連するものである。

キーワード：
　大うつ病性障害，急性治療，継続治療，エビデンス（根拠）に基づくガイドライン，生物学的治療，薬物療法，抗うつ薬

謝 辞

　本ガイドラインの最初の草稿の準備にたずさわったDr. Jürgen Unützer（Los Angeles, USA），第4.2章にコメントをいただいたDr. Uma Rao（Los Angeles, USA），第4.5章にコメントをいただいたDr. Victoria Hendrick（Los Angeles, USA），第2.1.7章と第2.1.8章にコメントをいただいたDr. Christoph Hiemke（Mainz, Germany），よき全般/編集助手のJacqueline KlesingとIlka Lachmair（Munich, Germany），Trina Haselrig（Los Angeles, USA）に感謝する。

推奨の実行概要

一般的な推奨

　大うつ病エピソード（DSM-IV）や，中等症から重症のうつ病エピソード（ICD-10）の診断基準を満たす患者に対しては，特殊な治療が適応となる。治療を開始する前に，過去の治療歴や治療経験，現在の臨床サブタイプ，現在の検査結果，疾病の重症度や自殺のリスクなどに基づいて，総合的治療計画が立てられ，実行されるべきである。他に合併する精神疾患，身体疾患，抑うつ性の症候群に関与するか，治療の妨げとなりうる，非向精神薬または心理社会的ストレス因子が，全て考慮されなければならない。特殊な治療介入の選択とは無関係に，精神医学的マネジメントと一般的な「精神療法的サポート」という構成要素は，開始され，全治療期間を通じて続けられるべきである。構成要素には，以下のものを含む：治療計画と治療設定の決定；治療同盟（therapeutic alliance）の確立と維持；自殺のリスクを含む精神医学的状態のモニタリングと再評価；診断の適切性の再評価；患者の治療反応性，副作用，一般身体疾患のモニタリング；患者と家族を教育することによる，治療への執着の強化。急性期治療の究極の目的は，寛解に至らしめることである。完全に症状が減少したと定義するためには，適切な服薬量での急性期の薬物治療を，少なくとも6週，通常は8-10週間にわたって継続すべきであるということを，最近のエビデンスは示している。適切な治療から得られる有益性の程度は，うつ病が重症であればあるほど増加するようである。継続期治療の目的は，早期再発の予防，残遺症状の除去，以前の心理社会的・職業的レベルに患者を戻すことである。うつ病患者に対する抗うつ薬による治療の成功は，患者と家族への利用できる治療オプションに関する教育，薬剤が反応するまでの時間，早期の副作用とそれに対する対処法，期待された治療経過などによっている。

特殊治療の推奨

　抗うつ薬は，大うつ病エピソード（中等症から重症のうつ病エピソード）の第一選択治療である。抗うつ薬の選択には，以下に考えられるようなさまざまな要因が関与する：薬剤に対する過去の経験（反応性，耐容性，有害作用），合併する身体疾患や非向精神薬の併用，薬剤の短-長期における副作用，うつ病エピソードにおける非定型の特徴，うつ病のサブタイプ，薬剤に対する医師の経験，患者の薬剤に対するこだわりの既往，第一級親族の薬剤反応性の履歴，患者の好み，コスト，特殊な抗うつ薬の入手可能性。臨床サブタイプによってわずかな違いがあるかもしれないが，いかなるクラスの抗うつ薬がより有効であるや，早期に効果を示すかといった，決定的なエビデンスはない。いくつかの三環系抗うつ薬（TCA）（アミトリプチリン＜トリプタノール＞，クロミプラミン＜アナフラニール＞）とvenlafaxineが，入院中のうつ病患者に対しては，SSRIよりも僅かに効果的であるというエビデンスがある。

非定型の特徴をもつうつ病患者には，特に不可逆的モノアミンオキシダーゼ阻害薬（MAOI）が有益である．副作用特性，他の薬剤との相互作用，過量投与における安全性は，抗うつ薬によって異なる．第2，第3世代の（「より新しい」）抗うつ薬（例：SSRI, mirtazapine, nefazodone, reboxetine, venlafaxine）は一般に，第1世代の（「より古い」）TCAや四環系抗うつ薬と比較して耐容性が高く，治療の中断が起こりにくい．初回にどの抗うつ薬を選択しても，約30-50％のうつ病は，適切に行われた第一選択治療に十分に反応しない．診断，初回治療の適切性，根底にある心理社会的ストレス因子の再調査を行うことが推奨される．さまざまな治療戦略（strategy）が，適切に行われた初回の抗うつ薬に反応しないか，部分的にしか反応しないうつ病に対して，提唱されてきた．採用される戦略の主なタイプは，以下の通りである．（1）異なる薬理学的クラスの新しい抗うつ薬へのスイッチ，（2）同じ薬理学的クラスの新しい抗うつ薬へのスイッチ，（3）異なるクラスの2つの抗うつ薬の併用，（4）抗うつ薬の有効性を高める他の薬剤（例：リチウム＜リーマス＞，甲状腺ホルモン，ピンドロール＜カルビスケン＞，エストロゲン，buspirone）による増強，（5）抗うつ薬と精神療法的介入の併用である．これらの戦略の中で，リチウムによる増強は，第1に行うべき，最もよく証明されている戦略である．電気けいれん療法（ECT）は，うつ病からの急速な離脱が必要である特殊な状況（例：重症の精神病性うつ病，精神運動遅滞を伴う重症のうつ病，「真の」または「完全な」治療抵抗性うつ病，継続的な拒食，重度の希死念慮）や，以前にECTに対して明らかな治療反応を経験した患者においては，第一選択の戦略であるとみなされるべきである．

1. 単極性うつ病性障害

1.1 序　言

　単極性うつ病性障害は，躁病エピソード，混合性エピソード，軽躁病エピソードのいずれの既往をも認めない，抑うつ症状のみの発現によって特徴づけられる。この基準が，単極性うつ病性障害と双極性（感情）障害とを区別する。単極性うつ病性障害は，3つの大きな診断上のグループに区別しうる（DSM-IV，米国精神医学会 1994）〔対応する ICD-10 の診断は，括弧内；世界保健機構（WHO）1992〕：

- 大うつ病性障害（MDD）‐単一エピソード，または反復性（ICD-10：うつ病エピソードまたは反復性うつ病性障害）
- 気分変調性障害（ICD-10：気分変調症）と，他の慢性うつ病性障害（不完全寛解の MDD と慢性 MDD）
- 「閾値下うつ病」〔小うつ病性障害（MinD），反復性短期抑うつ障害（RBD），症候群下症状性うつ病（subsyndromal symptomatic depression; SSD）などの，特定不能の（NOS）うつ病性障害〕〔ICD-10：うつ病エピソード（特定不能のもの），特定不能の気分障害や他の気分障害，反復性短期うつ病性障害〕

　大うつ病性障害（MDD）は，単極性うつ病性障害の中で，最もよく研究されている。それゆえ，本ガイドラインにおける推奨は，大うつ病性障害の急性期と継続期（第1部）の治療，維持療法（第2部）に集中するであろう。また，他の慢性うつ病性障害と閾値下うつ病の治療における推奨は，本ガイドラインの第2部で紹介する（Bauer ら 2002）。

1.2　WFSBP ガイドラインの目的と対象読者

　本 WFSBP ガイドラインは，単極性うつ病性障害についての現在の最新知識と，治療のためのエビデンスに基づく推奨を提供する。著者らによって開発され，46人の国際的な研究者と臨床医からなる「単極性うつ病性障害に関する WFSBP 特別委員会」のコンセンサスをもって完成した。本ガイドラインの開発目的は，単極性うつ病性障害の治療に関連する全ての利用できるエビデンスを組織的にレビューし，臨床的かつ科学的に意味がある一連の推奨

を作成することにある。また，これらの障害（訳註：単極性うつ病性障害）に対する適切な最新技術の治療に関して，科学的な専門家や国際的な代表者のさまざまな意見をまとめる予定であった。特別委員会の中で，コンセンサスを得られなかった点がいくつかあった。そのような場合には，議長と副議長が最終決定をしなければならなかった。最も異なった意見は，以下の領域であった：抗うつ薬の分類，ハーブ製剤のセントジョーンズ・ワート（セイヨウ・オトギリソウ）の位置づけと有効性（例：抗うつ薬であるのか？），うつ病性障害の付加的治療としてのベンゾジアゼピンの使用と有効性，非精神病性のうつ病性障害に対する抗精神病薬の使用，うつ病性障害の生物学的治療のためのガイドラインにおける精神療法の位置づけ。

　本ガイドラインは，これらの状態（訳註：単極性うつ病性障害）の患者を診察・治療している**全て**の医師によって，臨床上で用いられることを意図している。特別な治療法に関する最終判断は，患者にあらわれた臨床像，利用できる診断や治療のオプションなどを考慮して，信頼できる治療医によってされなければならないという理由により，本ガイドラインは単なる指針とみなすべきである。

　本ガイドラインは，主に成人の生物学的（身体的）治療（例：抗うつ薬，他の向精神薬，ホルモン治療，電気けいれん療法，光療法）に関連したものであるが，狭い範囲ながらも，小児期，青年期，高齢者などにも関連している。本ガイドラインは，双極性感情障害によるうつ病性障害（これに関しては他の WFSBP ガイドラインがある）には言及していない。精神療法的治療介入に関しては，簡潔にしか記されていないが，さらに読むべき参考文献を用意した。薬剤の入手可能性，治療法，診断法などは，国によって異なるので，異なるいくつかの治療オプションをガイドラインに含めた。

1.3　文献調査とデータ抽出の方法

　本ガイドラインの開発のために使用したデータは，以下より抽出された：Agency for Health Care Policy and Research (AHCPR) Depression Guidelines Panel (AHCPR 1993); AHCPR Evidence Report on Treatment of Depression: Newer Pharmacotherapies (AHCPR 1999); American Psychiatric Association (APA) Practice Guideline for the Treatment of Patients with Major Depressive Disorder, Revision (米国精神医学会 2000); British Association for Psychopharmacology Revised Guidelines for Treating Depressive Disorders (Anderson ら 2000); Canadian Psychiatric Association and the Canadian Network for Mood and Anxiety Treatments, CANMAT, Clinical Guidelines for the Treatment of Depressive Disorders (CANMAT 2000); Canadian Consensus Guidelines for the Treatment of Seasonal Affective Disorder (Lam と Levitt 1999); Deutsche Gesellschaft für Psychiatrie, Psychotherapie und Nervenheilkunde, DGPPN, Praxisleitlinien in Psychiatrie und Psychotherapie, Affektive Erkrankungen (DGPPN 2000); American Academy of Child and Adolescent Psychiatry, Practice Parameters for the Assessment and Treatment of Children and Adolsecents with Depressive Disorders

（米国小児青年期精神医学会1998）；コクラン・ライブラリー（The Cochrane Library）；MEDLINEデータベース（2001年8月まで）を検索することによって同定した，抗うつ薬の有効性に関するメタ解析；MEDLINEデータベースの検索と教科書によって同定された主な適切なレビュー論文と，著者らと単極性うつ病性障害に関するWFSBP特別委員会のメンバーによる個人的な臨床経験。引用したオリジナル・データに関しては，ピア・レビューされた英文雑誌に発表された2001年8月以前の研究論文のみを採用した。

1.4 推奨におけるエビデンスに基づいた分類

文献調査とデータ摘出によってみいだされたエビデンスは，要約され，バイアスに対する感受性に応じて分類された（Shekelleら1999）。各々の治療推奨は，その有効性，安全性，実行可能性に関するエビデンスの強さに応じて評価された[脚註1]。しかし，日々の治療コストは，世界中で薬剤の価格が異なるために，考慮されなかった。エビデンスに関する4つのカテゴリーが用いられた：

レベルA：推奨を支持する，良質の調査に基づくエビデンス。有効性に関する調査に基づいたエビデンスが，少なくとも3つ以上の，中規模以上，陽性（訳註：ポジティブ・データ），無作為化対照比較（二重盲検）試験（RCT）によって得られる場合には，このレベル（レベルA）となる。さらに，これらの3つの試験のうちの少なくとも1つは，良質な方法による，プラセボ対照比較試験でなければならない。

レベルB：推奨を支持する，やや良好な調査に基づくエビデンス。これには，少なくとも2つ以上の，中規模以上，無作為化，二重盲検試験（2つ以上の対照薬との比較試験，または1つの対照薬との比較試験と1つのプラセボ対照比較試験），または，1つの中規模以上，無作為化，二重盲検試験（プラセボ対照または対照薬との比較）と，1つ以上の前向き，中規模以上（対象患者数が50例以上），オープン・ラベル，自然主義的（naturalistic）研究による有効性のエビデンスを含む。

レベルC：推奨を支持する，最小の調査に基づくエビデンス。1つの無作為化，二重盲検の対照薬との比較試験と，1つの前向き，オープン・ラベル/症例蓄積（対象患者数が10例以上）による研究が有効性を示す場合，または，少なくとも2つ以上の，オープン・ラベル/症例蓄積（対象患者数が10例以上）による研究が有効性を示す場合に，このレベル（レベルC）となる。

レベルD：著者らと単極性うつ病性障害に関するWFSBP特別委員会のメンバーによる専門家の意見に基づくもので，少なくとも1つ以上の前向き，オープン・ラベル/症例蓄積（対象患者数が10例以上）がある。

エビデンスのレベルでない：一般の治療法と原則に関する専門家の意見。

（脚註1）段階的な有効性の評価には，限界があることが強調される。推奨の強さは，基本的で，かつ必ずしも重要性を要しない，科学的なエビデンスを反映している。推奨のレベルは，治療面のみにあてはまるもので，他の面にはあてはまらない。

1.5 大うつ病性障害の疫学と経過

　大うつ病性障害（MDD）は，全ての年齢と人種の個人に影響を及ぼす，有意な有病率と致死率をもつ，重篤な気分障害である。国と地域による差を認めたものの，うつ病性障害に関するパターンと傾向は世界的にほぼ同様であるということが，世界保健機構（WHO）による最近の世界的な Global Burden of Disease（GBD）によって示された（Murray と Lopez 1997a，1997b）。MDD は，単一または反復性の大うつ病エピソード（MDE）によって特徴づけられる。大うつ病エピソードの重要な特徴は，少なくとも2週間以上の神経植物（neurovegetative）機能（食欲，体重の減少，不眠），精神運動活動（例：エネルギーや興味の喪失，激越または精神運動抑制），認知（無価値観，絶望感または不適切な罪業感）の異常や，不安，希死念慮を伴う抑うつ気分（表1）である。MDD の生涯罹患率の中央値は，16.1%（4.4-18）である（Wittchen 2000）。男性よりも女性でリスクが高く（性比は，約2:1），どの1年間をとっても，成人人口の約5-10%が罹患している（Regier ら 1993，Kessler ら 1994，Picinelli と Gomez-Homen 1997）。さまざまな国や大陸で行った，疫学的な研究のレビューによれば，18-65歳の成人における大うつ病性障害の時点罹患率の中央値は，3.1%（1.7-3.7）であった（Wittchen 2000）。

　MDD の発症年齢は，1回めのエピソードが，しばしば軽度で未治療であり，時には，長年たってから顧みられるために，評価するのが困難である。MDD は，小児期と青年期（第4.2章）を含めた，どの年齢でも発症しうる。しかし，20歳代と40歳代の2つのピークがある（Angst と Preisig 1995，米国精神医学会 2000）。MDD の平均発症年齢は，30歳前後であると見積もられている（Wittchen 2000）。

　女性，過去における大うつ病エピソード，第一級親族におけるうつ病の既往歴は，抑うつ性疾患の最も首尾一貫した危険因子である。家族研究と双生児研究によれば，MDD は，この疾患をもつ患者の生物学的第一級親族の間では，一般人口と比較して1.5-3倍，発症しやすい（Maier ら 2000，Sullivan ら 2000）。

　未治療のうつ病エピソードは，通常は，少なくとも6ヶ月以上続く（Angst と Preisig 1995，Solomon ら 1997，米国精神医学会 2000）。現代の薬物療法は，急性エピソードの苦しみを軽減する。より積極的に治療した群では，より早期に反応し，寛解することが，プラセボ対照比較試験により示されている。DSM-III の大うつ病の診断基準を満たす186例の単極性うつ病患者を対象とした27年間の前向き研究によれば，エピソード数の増加を伴うエピソード（サイクル）の減少を認めた（Angst と Preisig 1995）。しかし，単極性大うつ病性障害の治療を行った258例を対象とした10年間の前向き研究によれば，反復性の気分エピソードの継続期間は常にほぼ同一のままであり，平均で約20週間であった（Solomon ら 1997）。MDD は反復性の障害であり，エピソードを持つ患者の50-85%は，やがてはもう1つのエピソードを経験する（Keller ら 1986，Mueller ら 1999）。1度の大うつ病エピソードを経験する患者の一部は，生涯にわたって，反復性大うつ病エピソード，または慢性うつ病性障害

表1. 大うつ病性障害（DSM-IV）とうつ病エピソード（ICD-10）の分類基準と診断基準

DSM-IV[a]（コード）	ICD-10[b]（コード）
大うつ病性障害 A. 単一エピソード（296.2x） B. 反復性（296.3x）	A. うつ病エピソード ・軽症(F32.0)：少なくとも2つの典型的な症状，さらに少なくとも2つの他の一般的な症状；激しい症状は認めない ・中等症(F32.1)：少なくとも2つの典型的な症状，さらに少なくとも3つの他の一般的な症状；いくつかの症状は著しい ・重症(F32.2)：3つの典型的な症状すべてと，さらに少なくとも4つの他の一般的な症状；いくつかの症状は重篤で激しい症状を伴う B. 反復性うつ病性障害(F33)：反復するうつ病エピソード
大うつ病エピソードの診断基準（要約）： A 過去2週にわたり，以下の特徴のうちの5つが1日のうちのほとんど，またはほとんど毎日，存在すべきである（1または2を含んでいなければならない）： 1. 抑うつ気分 2. ほとんどすべての活動における興味または喜びの喪失 3. 有意な体重減少または増加（1ヶ月で5%以上の変化），またはほとんど毎日の食欲減退または増加 4. 不眠または睡眠過多 5. 精神運動性の焦燥または制止（他者により観察される） 6. 易疲労性または気力の減退 7. 無価値観，または過剰であるか不適切な罪責感（単に病気であることに関して自己を責めるのではない） 8. 思考力や集中力の減退，または決断困難（その人の言明によるか，他者によって観察される） 9. 死についての反復思考（死の恐怖だけではない），または反復的な自殺念慮，または自殺企図，または自殺をするためのはっきりとした計画 B 症状は，臨床的に著しい苦痛，または社会的，職業的，または他の領域における機能の障害を引き起こしている C 症状は，身体的/器質的因子または疾病（例：薬物濫用，投薬，一般身体疾患）によるものではない D 症状は，死別反応ではうまく説明されない（死別反応が大うつ病によって悪化しうるが）	うつ病エピソードの診断基準（要約）： エピソードの最小の持続期間：約2週間 典型的な症状： 1. 抑うつ気分 2. 興味と喜びの喪失 3. 気力の低下，疲労感の増加 他の一般的な症状： 1. 集中力と注意力の減退 2. 自己評価と自信の低下 3. 罪責感と無価値観 4. 焦燥または制止 5. 自傷または自殺の観念や行為 6. 睡眠障害 7. 食欲不振

a 米国精神医学会編，精神疾患の診断・統計マニュアル第4版（American Psychiatric Association 1994）
b 国際疾病分類第10版（World Health Organization 1992）

〔例：エピソード間で完全寛解しない，または，現在，慢性の大うつ病エピソードを呈する反復性 MDD，または「二重うつ病」（大うつ病と気分変調性障害の合併）〕（慢性うつ病性障害に関するより多くの情報は，本ガイドラインの第 2 部を参照）の経過をたどるというエビデンスが増加している（Brunello ら 1995，Angst 1999a，Judd ら 1998，Judd ら 2000b）。大うつ病エピソードと最初に診断された患者の 9-24％に，その後の診断の変更を認めるであろう（大部分は双極性障害である）（Angst と Preisig 1995，Solomon ら 1997）。

うつ病エピソードの予後は良好であり，多くの患者では，エピソードの終了時に正常な機能に戻るが，20-30％の患者では，完全寛解せずに，いくつかの抑うつ症状が慢性的に残る（Keller ら 1986，Angst 1986，Scott 1988，Paykel 1994，Judd ら 1998，本ガイドライン第 2 部も参照）。MDD は，無視できないほどの高罹患率と致死率に関連しており，うつ病の初回エピソードの多くは，重大かつ全般的な心理社会的機能の障害を伴う，反復性で衰弱性の慢性疾患に発展するものである（Klerman と Weissman 1992，Mintz ら 1992，Judd ら 2000a，Hirschfeld ら 2000）。健康関連の生活の質（QOL）に対するうつ病の作用を調査している研究によれば，うつ病患者は，虚血性心疾患や糖尿病のような慢性身体疾患患者と同等か，それを上回る QOL の減退を認める（Wells ら 1989b，AHCPR 1999，Unützer ら 2000a）。

MDD の最も重大な結末は，自殺である。約 50％のうつ病患者が，生涯に少なくとも 1 回以上の自殺企図を行うと見積もられてきた。感情障害患者では，一般人口と比較して，自殺のリスクがより高いことが知られている（Angst 1999b）。しかし，いかなる危険因子も診断上のサブタイプ分類も，自殺を確実には予測しえなかった（Bostwick と Pankratz 2000）。近年のメタ解析によれば，生涯自殺率は，治療を集中的に行うか否かによっていると評価された。分析結果によれば，自殺未遂で入院した，臨床的にうつ状態の患者の生涯自殺危険率は，8.6％であった。自殺未遂の詳細が不明の，感情障害の入院患者の生涯自殺率は，4.0％である。入院/外来患者を合わせた生涯自殺率は 2.2％であり，感情障害でない患者のそれは 0.5％未満であった（Bostwick と Pankratz 2000）。また，うつ病は，心血管疾患による死亡のリスクを，実質的に増加させる（Wulsin ら 1999）。

最近の Global Burden Disease 研究の評価によれば，単極性大うつ病は，世界的には 4 番目に重大な責任負担疾患（早期の死亡率と障害）である。自殺を含めれば，単極性大うつ病の責任負担は，約 40％まで増加した（Murray と Lopez 1997a）。2020 年までに，単極性 MDD は，心疾患に次ぐ，第 2 の世界的責任負担疾患となるであろう（Murray と Lopez 1997b）。

うつ病は，患者と家族における個別の苦しみに加え，社会に重大なコスト（経費）を負担させる（Brunello ら 1995）。うつ病は，しばしば適切に診断されず，治療もされない（Wells ら 1989a，1999，Üstün と Sartorius 1995，Unützer ら 2000b，Young ら 2001）ため，また，比較的若い年齢の多くの人々に発症するため，より長い期間にわたるコスト（経費）を要する。総ヘルスケアの直接コストと間接コスト（後者は，直接コストより非常に高額であると計算されてきた）を含む，疾患の経済コストを評価することは重要である。直接コスト

には，精神保健上の治療コストと他の全てのヘルスケア・コストがある。間接コストには，うつ病の有病率や致死率に関連した生産性の喪失のような，様々な要因がある（Boothら 1997）。米国におけるうつ病の年間コストは，約437億ドルとなると計算されている（Greenbergら 1993）。

1.6 大うつ病性障害の治療適応と目標

大うつ病エピソード（DSM-IV），または中等症から重症のうつ病エピソード（ICD-10）（これら2つの分類システムの診断基準と相違に関しては，表1参照）の診断基準を満たす患者には，一定の抗うつ薬による治療が必要である。現在の双方の分類システムにおける診断基準は，抑うつ性疾患における最も著明かつ重要な症状や徴候に関する，臨床的かつ歴史的コンセンサスを表している。感情障害患者は，広いバリエーションの臨床症状や徴候を示す（FavaとKendler 2000）。大うつ病／うつ病エピソードの臨床的な症状群が，生物学的に決定付けられた（以前の「内因性」）状態から，さらにイベント依存性（以前の「反応性」）の状態にまでまたがる，異なるタイプのうつ病の異質なグループからなるということもまた，強調されるべきである（表2）。しかし，治療推奨を作成する際に，これらの異なるタイプを区別することは，一般的には有用でないことが知られている（Andersonら 2000）。

治療開始に先立ち，以前の治療歴，現在の臨床所見（例：精神病性の特徴，激越，不安，非定型の特徴の存在），疾病の重症度や自殺のリスクに基づいて，包括的な治療プランが立てられるべきである。可能な場合にはいつでも，患者の好みや以前の治療経験は，考慮されるべきである。適応がある場合（例：精神病性の特徴，自殺の可能性）には，専門施設における入院治療の必要性が，申し出されるべきである。

大うつ病性障害の治療には，急性期，中期，長期の目標がある。急性期治療における究極の目標は，寛解に至らしめることである。寛解の基準は，少なくとも以下の2つを満たさなければならないというコンセンサスがある：すなわち，第1に，患者は無症状（この障害の診断基準を満たさず，最低限の残遺症状しかもたない）とならなければならず，第2に，心理社会的にも職業的にも機能が改善すべきである。中期の目標は，再発を予防し，いかなる残遺症状をも排除し，以前のレベルの機能に患者を戻すことである。長期の目標は，将来のエピソードを予防すること（反復の予防）である（AHCPR 1993，米国精神医学会 2000，BauerとHelmchen 2000）。

反復（再発）のリスクと，それに対応する構造化された治療アプローチを含む，大うつ病エピソードの典型的な経過は，Kupferらによって開発されたモデルに代表される（Kupfer 1993）。このモデルにおいては，治療の3つの相は，疾病の3つの段階，すなわち（1）急性期治療，（2）継続治療，（3）維持療法，に一致する。急性期治療は，治療開始から寛解までの期間を網羅するものであり，治療の第1のゴールである（通常，17項目のハミルトンのうつ病評価尺度で7点以下となる）（Frankら 1991，Kupfer 1993）。「治療反応」という用語は，全般改善度が少なくとも中等度以上であるという印象を治療医がもち，患者が充分な質

表 2．うつ病性障害の伝統的な臨床分類と ICD-9[a] と ICD-10[b] に対応するコード

伝統的な臨床分類	ICD-10 分類	ICD-10 コード	ICD-9 コード
内因性うつ病，単極性	うつ病エピソード[c] 反復性うつ病性障害[c]	F 32 F 33	296.1 296.1
内因性うつ病，双極性	双極性感情障害，現在うつ病エピソード	F 31	296.3
神経症性うつ病	気分変調症	F 34.1	300.4
適応反応 　短期抑うつ反応 　遷延性抑うつ反応	適応障害 　短期抑うつ反応 　遷延性抑うつ	F 43.2 F 43.22 F 43.21	309 309.0 309.1
身体疾患による器質性うつ病	器質性うつ病性障害	F 06.32	294.8
抑うつの特徴を伴う老年痴呆	痴呆，抑うつ症状を主とするもの	F 03.x3	290.2

a　国際疾病分類第 9 版 (World Health Organization 1978)
b　国際疾病分類第 10 版 (World Health Organization 1992)
c　現在のエピソードの重症度：軽症 (F 32.0, F 33.0)，中等症 (F 32.1, F 33.1)，重症 (F 32.2., F 33.2)

をもって改善し，抑うつ症状が 50%以上減少したという状態を表す (Thase 1990)。急性期治療によって，病前の機能レベルにまで完全に回復した場合には，寛解したと考えられる (治療反応に関する用語の定義は，第 2.1.4 章を参照) (Kupfer 1993)。継続治療は，寛解を維持し，安定させるために，急性期に続けて行う，うつ病の再燃予防のための治療延長期間である。継続治療の期間中に，抑うつ性の症状群が再燃した場合には，再発が起こる。約 6 ヶ月間，患者が無症状であったとき，エピソードからの回復となる。回復は，薬剤の中止後の，抑うつ性症状の持続的な欠如によって確かめられうる。回復は，疾患の個々のエピソードのみに適用されるものであって，予防治療を中止する際に，患者が再発しないということを意味するものではない (Bauer と Helmchen 2000)。長期の維持療法は，うつ病の新たなエピソードの防止を目的とする。単極性大うつ病性障害の維持療法のためのガイドラインは，本ガイドラインの第 2 部で紹介する。

2. 大うつ病性障害の急性期治療

　本ガイドラインは，1）大うつ病エピソードの診断が，医師によって，2つの確立した分類システム〔国際疾病分類（ICD-10，世界保健機構 1992）または精神疾患の診断・統計マニュアル（DSM-IV，米国精神医学会 1994）〕のうちのいずれか1つによってなされ，2）他の合併する精神障害（躁病，分裂感情障害，アルコールまたは物質濫用/依存，不安障害，摂食障害，人格障害）や身体疾患（例：内分泌疾患，神経疾患，自己免疫疾患，伝染性疾患，癌），3）抑うつの症状群に関与しうるか，または治療の妨げとなりうる他の要因（例：非向精神薬または心理社会的ストレス因子）を全て考慮した時点から始まる．全ての身体検査を含む，うつ病の初期評価が，医師の責務であることは強調すべきである．

　大うつ病性障害に対して最もよく行われる治療が，身体的な治療介入に焦点を合わせて，以下にレビューされる．いくつかの薬剤が，単独または組合せて利用しうる．特殊な治療介入の選択と独立して，精神医学的なマネジメントと一般的な「精神療法サポート」が開始され，全治療期間を通して継続されるべきである（Thase と Howland 1994，米国精神医学会 2000）．これらの構成要素には，以下のものを含む：治療計画と治療設定の決定；治療同盟（therapeutic alliance）の確立と維持；精神医学的状態（患者の自殺に対するリスクを含む）のモニタリングと再評価；診断の適切性の再評価すること；患者の治療反応，副作用，一般身体疾患のモニタリング，患者と家族を教育することによる治療遵守の強化（米国精神医学会 2000）．急性期治療中は，毎週か隔週の受診が推奨される．継続治療中の受診頻度は，さまざまであるべきであるが，1-2ヶ月に1度の受診が推奨される．

2.1　抗うつ薬

　大うつ病の治療における最も重要な業績の1つは，抗うつ薬の開発であった．1957年の最初の三環系抗うつ薬（TCA）（イミプラミン＜トフラニール＞）以来，多くの異なるタイプの抗うつ薬が，薬物療法戦略に導入されてきた．世界中で，少なくとも35以上の異なる抗うつ薬が，現在，利用できる．しかし，市場で利用できるものは，国によってかなり異なる（表3）．

　「より新しい」抗うつ薬は，TCA よりも副作用が少なく，効果の発現がより急速で，毒性

表3. 抗うつ薬：作用の様式と通常の服用量

一般名[a] （アルファベット順）	伝統的な構造 式による分類	機能による分類/ 主要薬理学的作用[b]	初回投与量[c] (mg/日)	標準投与量[d] (mg/日)	血中濃度[e] （治療域） (ng/mL)
Amineptine		DRI	100	200-300	
アミトリプチリン[f]	TCA	NRI>SRI	25-50	100-300	80-200
アモキサピン	TetraCA	NRI>SRI	50	100-400	
Bupropion[g]		DRI	150	150-450	
Citalopram		SRI	20	20-40 (60)	
クロミプラミン[h]	TCA	SRI>NRI	25-50	100-250	175-300
Desipramine	TCA	NRI	25-50	100-300	100-300
Dibenzepine	TCA	NRI>SRI	120-180	240-720	
ドスレピン	TCA	NRI>SRI	75	75-150	
Dothiepin	TCA	NRI>SRI	25-50	100-300	
Doxepine	TCA	NRI>SRI	25-50	100-300	
Fluoxetine		SRI	20	20-40 (60)	
フルボキサミン		SRI	50	100-250	
イミプラミン	TCA	NRI>SRI	25-50	100-300	175-300
Isocarboxazid[i]		MAO-I	20	20-60	
ロフェプラミン	TCA	NRI	70	140-210	
マプロチリン	TetraCA	NRI	25-50	150-225	
ミアンセリン		5-HT$_2$, $\alpha_1 + \alpha_2$	30	60-120	
ミルナシプラン		SRI+NRI	50-100	100-200	
Mirtazapine		5-HT$_2$ + 5-HT$_3$, $\alpha_2 > \alpha_1$	15	15-45	
Moclobemide		RIMA (MAO-A)	150	300-600	
Nefazodone		5-HT$_2$ > SRI	100	300-600	
ノルトリプチリン	TCA	NRI	25-50	75-200	70-170
パロキセチン		SRI	20	20-40 (60)	
Phenelzine[i]		MAO-I	15	30-90	
Protriptyline	TCA	NRI>SRI	10	20-60	
Reboxetine		NRI	4-8	8-12	
Sertraline		SRI	50	50-200	
セチプチリン	TetraCA	5-HT$_2$, $\alpha_1 + \alpha_2$	3	3-6	
Tianeptine	TCA	SRS	12.5	25-37.5	
Tranylcypromine[i]		MAO-I	10	20-60	
トラゾドン		5-HT$_2$, α_1 > SRI	50-100	200-600	
Trimipramine	TCA	NRI>SRI	25-50	100-300	
Venlafaxine[j]		SRI+NRI	37.5-75	75-375	200-450
Viloxazine		NRI	100	200-500	

表3の説明：
a 市場での入手可能性は，国によってかなり異なる；
b 略語は，以下を参照のこと：Richelson 1994, Bezchlibnyk-Butler と Jeffries 1996, Anderson ら 2000, Kent 2000, Richelson 2001；
c 60歳を超える高齢者や，併存する身体疾患をもつ患者（特に心血管系の疾患；本文参照）に対しては，低用量での開始が必要であろう；
d 日本では，一般に，標準投与量が低い；
e 治療域がよく確立されているのは，これらの抗うつ薬のみである（Perry ら 1994）。

うつ病以外の他の適応（いくつかの国において許可されている）または一般に用いられている：
f 慢性疼痛；
g 禁煙；
h 強迫性障害（OCD）；
i 不安障害（パニック障害，PTSD，社会恐怖）；
j 全般性不安障害。

略　語：
α_1 = α_1 受容体拮抗
α_2 = α_2 受容体拮抗
DRI = ドーパミン再取り込み阻害
5-HT_2 = 5-HT_2 受容体拮抗
5-HT_3 = 5-HT_3 受容体拮抗
MAO-I = 不可逆的モノアミン酸化酵素（MAO）阻害
NRI = ノルアドレナリン再取り込み阻害
SRI = セロトニン（5-HT）再取り込み阻害
SRS = セロトニン再取り込み刺激
RIMA = 可逆的モノアミン酸化酵素 A（MAO-A）阻害
TCA = 三環系抗うつ薬
TetraCA = 四環系抗うつ薬

（訳者註：以下に平成15年10月現在，本邦で利用可能な抗うつ薬の一般名と主な商品名を列挙した）

本邦で利用可能な抗うつ薬

一般名 （アルファベット順）	主な商品名
アミトリプチリン	トリプタノール
アモキサピン	アモキサン
クロミプラミン	アナフラニール
ドスレピン	プロチアデン
フルボキサミン	デプロメール，ルボックス
イミプラミン	トフラニール
ロフェプラミン	アンプリット
マプロチリン	ルジオミール
ミアンセリン	テトラミド
ミルナシプラン	トレドミン
ノルトリプチリン	ノリトレン
パロキセチン	パキシル
セチプチリン	テシプール
トラゾドン	デジレル，レスリン

がより少なく，セロトニン系やノルアドレナリン系に特に選択的に作用するように開発された（Leonard 1995, Feighner 1999, Montgomery 1999, Möller 2000）。しかし，現在，利用できるこれらのクラスの抗うつ薬は，抗うつ効果においては，ほとんど異なるところはない。いかなるクラスの抗うつ薬が，より有効で，より急速な効果発現を示すかについて，決定的なエビデンスはない。しかし，特定の種類のうつ病に関しては，薬剤間で相違があるかもしれない（下記参照）（AHCPR 1993, Potter と Schmidt 1997, AHCPR 1999, 米国精神医学会 2000, Anderson 2001）。また，各々の抗うつ薬の間に，明白な効能の差異はない。現在，利用できる全ての抗うつ薬による治療は，中等症から重症のうつ病患者の 50-75% に反応する。

それゆえ，個々の患者における特定の抗うつ薬の選択は，以下のような，さまざまな考慮すべき要因による（AHCPR 1993 よりの適用）：過去の薬物治療歴（正 / 負の反応），選択された抗うつ薬によって悪化する可能性がある身体合併症，好ましくない薬物間相互作用に至りうる非向精神薬の併用，薬剤による短- 長期の副作用（生活の質に影響を及ぼすそれらの副作用は，患者の満足度とコンプライアンスの点で重要である），うつ病エピソードにおける非定型の特徴，薬剤に対する医師の経験，患者の既往薬剤へのこだわり，薬物に反応した第一級親族の家族歴，患者の好み，特殊な抗うつ薬のコストと入手可能性。たとえ，臨床サブタイプには特に反映されなくとも，ある特定の患者が，あるクラスの抗うつ薬に首尾一貫した反応を示しうるということは，強調されるべきである。

抗うつ薬によるうつ病患者の治療を成功させるためには，利用できる治療オプション，早期の副作用とそれらへの対処法，期待される治療経過などに関する患者と家族への教育が必要である。薬物療法への執着を妨げうる早期の副作用を減少させるために，薬剤を漸増させることは，特に TCA ではよい方法である（表 3 参照）。薬物療法への執着に対する問題点と障害は，前もって予期され，患者と会うごとに，申し出させるべきである。短期と長期の副作用は，治療中断の最大の寄与者である。

2.1.1 分類と有効性

臨床現場で用いられる抗うつ薬の分類は，大部分は歴史的な要因（構造式，または薬理学的特徴など）に基づくが，残念ながら，必ずしも組織的なアプローチによるものではない。伝統的に，抗うつ薬は，以下の主なカテゴリーに分類されてきた：三環系抗うつ薬，四環系抗うつ薬，選択的セロトニン再取り込み阻害薬（SSRI），モノアミンオキシダーゼ阻害薬（MAOI）〔モノアミンオキシダーゼ A の不可逆的 MAOI と可逆的阻害薬（RIMA）〕，「他の」抗うつ薬〔セロトニン-ノルエピネフリン再取り込み阻害薬（SNRI），5-HT$_2$ 受容体拮抗薬，ノルエピネフリン再取り込み阻害薬（NRI），ドパミン-ノルエピネフリン再取り込み阻害薬〕。これらのカテゴリーは，本ガイドラインにおいても用いるが，組織的ではない分類であるため，表 3 には，アルファベット順で抗うつ薬をリストアップした。

大うつ病性障害治療における有効性は，三環系，四環系抗うつ薬，不可逆的 MAO 阻害薬（全てのクラスが，レベル A）などの「より古い」抗うつ薬では，多数のプラセボ対照比較試

験により確立されてきた（Khan ら 2000，Storosum ら 2001）。二重盲検試験により，50-75％の重症から中等症の大うつ病患者が，三，四環系抗うつ薬に反応するのに対し，プラセボのそれは 25-33％であると評価された（米国精神医学会 2000）。しかし，効果の度合いは，特にプライマリーケアにおける研究では，より軽症の大うつ病患者に対しては，プラセボと比較してむしろ控えめであった（レベル A）（Paykel ら 1988，Anderson ら 2000）。

同様に，多数の二重盲検対照比較試験は，プラセボに対する SSRI の優位性を示してきた（レベル A）（Bech ら 2000，Khan ら 2000，Mace と Taylor 2000）。Agency for Health Care Policy & Research（AHCPR 1999）による最近の包括的な報告では，「より新しい」抗うつ薬（定義は，SSRI などの 1980 年以降に，市場にでた薬剤）は，大うつ病に対して効果的な治療であり，それらが「より古い」抗うつ薬（三環系および四環系抗うつ薬や不可逆的 MAO 阻害薬などの 1980 年以前に市場にでた薬剤）と比較して，同等の有効性を持つことを示している。多くの試験は，プラセボの 32％と比較して，「より新しい」抗うつ薬の反応率が 50％であることより，これらの抗うつ薬がより有効であることを証明した（レベル A）（AHCPR 1999）。

「より古い」（不可逆的）MAO 阻害薬（tranylcypromine，phenelzine）は，チラミンを含む食物（例：熟成チーズ，熟成または保存された肉，醤油と大豆調味料，塩漬けの魚，赤ワイン）を食べたり，特定の薬剤を服用したりしている患者では，潜在的に致命的な高血圧クリーゼまたはセロトニン症候群（下記参照）をおこす危険があるため，有効性は三環系抗うつ薬と同等であるが，通常は第一選択薬とはならない（米国精神医学会 2000）。

2.1.2 有効性と耐容性の比較

多くの三環系抗うつ薬は，有効性においては同等であるが，それらの副作用プロフィールにおいて異なる。この点においては，第 1 世代の三環系抗うつ薬よりも第 2 世代のものの方が有利である（レベル A）（表 4）（Hotopf ら 1997）。現在，世界中で最も広く処方されている抗うつ薬である SSRI（表 3，表 4）では，最近の 20 の急性期治療に対する比較研究のメタ解析によれば，利用できる 5 つの SSRI（訳註：citalopram，fluoxetine，フルボキサミン＜デプロメール，ルボックス＞，パロキセチン＜パキシル＞，sertraline；アルファベット順）の間で，有効性に有意差がないことが示されている（レベル A）（Edwards と Anderson 1999）。耐容性，副作用，薬物相互作用の理論上のリスクにおける大きな差異はないが，小さな相違はある。これらは，個々の患者にとって適切な SSRI を選択する際には，重要であるかもしれない（Edwards と Anderson 1999，Peretti ら 2000，Stahl 2000）。外来患者に対するメタ解析では，「より古い」不可逆的 MAO 阻害薬（phenelzine，isocarboxazid，tranylcypromine）と比較して，全般的に同等の有効性を示した（レベル A）（Thase ら 1995，米国精神医学会 2000）。1 つのメタ解析において，「より新しい」，可逆的，選択的 MAO-A 阻害薬（moclobemide）は，「より古い」MAOI と比較して，効果の面ではいくぶん劣っていたが，耐容性はより高かった（レベル B）（Lotufo-Neto ら 1999）。Moclobemide は，プラセボ対照比較試験において，イミプラミン＜トフラニール＞との比較で，同等の有効性を

表4. 抗うつ薬の副作用プロフィール[a]

一般名（アルファベット順）	抗コリン作用[b]	嘔気/胃腸障害	鎮静	不眠/激越	性機能不全	起立性低血圧	体重増加	特殊な有害作用	過量服用による致死性
Amineptine	−	+	−	++	+	+	+	濫用のリスク（アンフェタミン様作用）	低
アミトリプチリン	+++	−	+++	−	+	+++	+++	ECG変化[c]；けいれん閾値を下げうる	高
アモキサピン	+++	−	+	++	+	+	+		高
Bupropion	+	+	−	+	−	−	−		低
Citalopram	−	++	−	++	++	−	−		低
クロミプラミン	+++	+	+	+	++	++	++		中
Desipramine	+	−	−	++	+	+	+	ECG変化[c]；けいれん閾値を下げうる	高
Dibenzepine	+	−	+	−	+	+	+		中
ドスレピン	++	−	++	−	+	+	+		高
Dothiepin	+++	−	+++	−	+	+++	+++		高
Doxepine	+++	−	+++	−	++	+++	++		高
Fluoxetine	−	++	−	++	++	−	−	CYP2D6の阻害作用[d]	低
フルボキサミン	−	++	+	++	++	−	−	CYP1A2，CYP2C19の阻害作用[d]	低
イミプラミン	++	−	+	++	+	++	++	ECG変化[c]；けいれん閾値を下げうる	高
Isocarboxazid	+	+	−	++	+	++	+	高血圧性発症[e]；セロトニン症候群のリスク[f]	高
ロフェプラミン	+	−	+	++	+	+	+	ECG変化[c]；けいれん閾値を下げうる	低
マプロチリン	++	−	++	−	+	++	++	けいれんリスクの増加	高
ミアンセリン	+	−	++	−	−	−	+	血液疾患（稀）	低
ミルナシプラン	−	++	−	++	++	−	−		低
Mirtazapine	−	−	++	−	−	+	++		低
Moclobemide	+	+	−	+	−	−	−		低
Nefazodone	+	+	++	−	−	+	+	CYP3A4の阻害作用[d]	低
ノルトリプチリン	+	−	+	+	+	+	+	ECG変化[c]；けいれん閾値を下げうる	高
パロキセチン	+	++	−	++	++	−	−	CYP2D6の阻害作用[d]	低
Phenelzine	+	+	+	++	++	++	+	高血圧性発症[e]；セロトニン症候群のリスク[f]	高
Protriptyline	+++	−	+	++	+	++	+	ECG変化[c]；けいれん閾値を下げうる	高
Reboxetine	−	+	−	++	+	++	−		低
Sertraline	−	++	−	++	++	−	−		低
セチプチリン	+	−	++	−	+	+	+		中
Tianeptine	+	+	−	+	−	−	−	ECG変化[c]；けいれん閾値を下げうる	低
Tranylcypromine	+	+	+	++	+	++	+	高血圧性発症[e]；セロトニン症候群のリスク[f]	高
トラゾドン	−	+	++	−	++	+	+	持続勃起症（稀）	低
Trimipramine	++	−	+++	−	+	++	++	ECG変化[c]；けいれん閾値を下げうる	高
Venlafaxine	−	++	−	++	++	−	−	高血圧	低
Viloxazine	−	+	−	++	−	−	−		低

表4の説明:
副作用の強さのカテゴリー： +++（高/強），++（中等），+（低/弱），-（微/なし）

a 抗うつ薬のこれらの副作用プロフィールは，包括的なものではなく，おおまかに比較したのみである．薬剤，潜在的な警告，相互作用の詳細に関しては，教科書/レビュー（例：Bezchlibnyk-Butler と Jeffries 1996，Benkert と Hippius 2000，Kent 2000），主要文献，薬剤に添付されている完全な処方情報などを調べるべきである
b これらは，口渇，発汗，霧視（かすみ目），便秘，尿閉などの，ムスカリン受容体遮断作用によってよく起こる症状をさす
c 伝導遅延
d 臨床的に関連がある肝酵素 CYP450 の阻害作用のみを示した；詳細に関しては Brøsen (1998) と Kent (2000) を参照のこと
e 高チラミン含有食や交感神経作動薬との併用により，リスクが増大する
f セロトニン系薬剤との併用による．

示した（Versiani ら 1989）．

一般に，三環系抗うつ薬と SSRI との間で，有効性や効果の面で臨床的な有意差はない（レベル A）（Möller ら 1994，Anderson 2000，米国精神医学会 2000，Bech ら 2000，Geddes ら 2001）．入院患者（しばしばメランコリー型の特徴をもつ）や重症患者では，TCA が SSRI よりも効果的であるという，102 の RCT からなるメタ解析によるエビデンスがある（レベル A）（Anderson 2000，米国精神医学会 2000）．しかし，異なる方法論による，より少ない RCT からなる別のメタ解析によれば，SSRI を上回る TCA の利点は，有意差には達しなかった（Geddes ら 2001）．近年の別の 186 の RCT からなるメタ解析によれば，アミトリプチリン＜トリプタノール＞が，耐容性の面で，他の三環系/四環系抗うつ薬や SSRI より劣っていたが，アミトリプチリンで治療された患者は，他の抗うつ薬で治療された患者よりも，より回復していた（Barbui と Hotopf 2001）．反対に，SSRI は一般に，TCA よりも耐容性が高く，全般的に治療中断率が低かった（レベル A）（Simon ら 1996，AHCPR 1999，Anderson 2000，Bech ら 2000，Peretti ら 2000）．SSRI は，抗コリン作用による副作用と心血管系の毒性がより少ないことより，三環系/四環系抗うつ薬と比較して，より安全で，より耐容性が高い（レベル A）（Mace と Taylor 2000，Peretti ら 2000）．それゆえ，SSRI と他の「より新しい抗うつ薬」は，軽症から中等症のうつ病，特に外来患者とプライマリーケアにおける患者，心血管疾患患者に対する第一選択薬である （Kasper 1997，Shores ら 1998）．

近年のメタ解析によれば，「より新しい」抗うつ薬の有効性の比較では，venlafaxine は，SSRI と比較して，わずかに有効性の面で優れていることが示唆された（Einarson ら 1999，Thase ら 2001，Anderson 2001）．

副作用は，薬剤のクラス間でも，個々の薬剤間でも異なる（表4）．合併する非精神疾患性の身体疾患では，その副作用プロフィールゆえに，ある薬剤が他の薬剤よりも好まれる傾向にある．例えば，冠動脈疾患患者では，血圧を下げない，または心臓伝導の変化に関与しない薬剤（例：bupropion，SSRI，ミアンセリン＜テトラミド＞）がよい．三環系抗うつ薬では，2級アミン（例：desipramine，ノルトリプチリン＜ノリトレン＞）は，3級アミン（例：

アミトリプチリン＜トリプタノール＞，イミプラミン＜トフラニール＞）と比較して，副作用がより少ない。高齢者に三環系抗うつ薬が選択される場合には，2級アミンが，抗コリン性副作用の低さゆえに好まれる。TCAと四環系抗うつ薬で最も起こりやすい副作用は，以下の通りである：抗コリン作用/抗ムスカリン作用（口渇，便秘，霧視，排尿困難，頻脈），心血管系症状（α-アドレナリン性阻害，起立性低血圧，徐脈，頻脈），抗ヒスタミン作用（鎮静），体重増加，神経学的症状（軽度のミオクローヌス，過量投与によるけいれん発作，高齢患者におけるせん妄）（表4）。それゆえ，TCAと四環系抗うつ薬は，中等症から重症の心血管疾患（Shoresら1998），狭隅角緑内障，前立腺肥大，認知障害，けいれん発作，せん妄患者には用いるべきではない。

　SSRIで最も起こりやすい副作用は，以下の通りである：消化器（胃腸）系症状（嘔気，嘔吐，下痢），活動性/落ち着きのなさ（落ち着きのなさの悪化，激越，不眠），性機能不全（男性における勃起または射精不能，男女を問わないリビドーの消失と無オルガスム症），神経学的症状（片頭痛，緊張性頭痛の悪化）（表4）。これらの症状がもともとあり，治療により悪化しうる患者に対しては，いくらかの注意をしながらSSRIを用いるべきである。セロトニン症候群の危険があるため，SSRIのMAO阻害薬との併用や前後の使用は禁忌である。セロトニン症候群は，一般に不可逆的MAO阻害薬とSSRIとの相互作用の結果として最も起こりやすいが，他のセロトニン作動薬（例：クロミプラミン＜アナフラニール＞，L-トリプトファン，fenfluramine，buspirone，venlafaxine，ミルナシプラン＜トレドミン＞，nefazodone，トラゾドン＜デジレル，レスリン＞）でも起こすことがある。セロトニン症候群で最もよくみられる臨床症状は，精神状態の変化，落ち着きのなさ，ミオクローヌス，反射亢進，戦慄（震え），腹痛，下痢，振戦である（Sternbach 1995）。性機能不全を起こすリスクが最も低い抗うつ薬は，amineptine，bupropion，mirtazapine，moclobemide，nefazodone（アルファベット順）である（Ferguson 2001，Montejoら2001；抗うつ薬による性的副作用の治療ガイドラインは，Zajecka 2001を参照）。その他の/より新しい抗うつ薬において最もよくみられる副作用の詳細に関しては，表4を参照のこと。

　うつ病（大部分は大うつ病）に対する，「より新しい」抗うつ薬と「より古い」抗うつ薬の耐容性を比較評価した206の無作為化対照比較試験の分析によれば，「より新しい」薬剤とTCAとの間の差異は以下の通りであった（AHCPR 1999）：SSRIと比較して，TCAでは，口渇〔率差（RD）30％〕，便秘（RD 12％），（浮動性）めまい（RD 11％），霧視（RD 4％），振戦（RD 4％）が，有意に高率に認められた。TCAと比較して，SSRIでは，下痢（RD 10％），嘔気（RD 10％），不眠（RD 7％），頭痛（RD 3％）が，有意に高率に認められた。SSRIまたは可逆的MAO-A阻害薬を服用中の患者では，TCA服用患者と比較して，有害作用による治療中断が有意に少なかった（AHCPR 1993）。

2.1.3　治療計画に影響を及ぼす特殊な臨床的特徴

　適切な治療による有益性の程度は，うつ病が重症となるほど増加するようである。軽症のうつ病エピソードでは，抗うつ薬による治療の有益性は不確実である；教育，支持，問題解

決は，治療の選択肢となる（Andersonら2000）。大うつ病エピソード患者は，しばしば，DSM-IV（またはICD-10）の診断基準（表1）を満たすのに必要以上の特徴や症状を呈する。大うつ病の異なるサブタイプごとに，さまざまなクラスの抗うつ薬が，異なる反応をすることが知られている。

メランコリー型の特徴を伴うMDD（全て，またはほとんど全ての活動における喜びの喪失，そして/または，ふだん快適である刺激に対する反応の消失，早朝覚醒，朝に悪化すること，有意な体重減少，精神運動遅滞/焦燥，死別とは異なるはっきりとした質の抑うつ気分などを典型的な特徴とする）：DSM-IVのメランコリー型の診断基準を満たす患者の多くは重症度も高いが，「重症うつ病」患者の全てがメランコリー型の特徴を伴う必要はない。また，入院患者は，しばしばメランコリー型の特徴を呈する。メタ解析によれば，パロキセチン＜パキシル＞（Tignolら1992），venlafaxine（Entsuahら1995），moclobemide（AngstとStabl 1992）は，メランコリー型のうつ病患者に対して，プラセボよりも効果的であり，比較試験においては，TCAと同等の効果がある（レベルA）。デンマークのDUAG研究によれば，その多くがメランコリー型の特徴をもつ入院うつ病患者の寛解率は，パロキセチン＜パキシル＞，citalopram，moclobemideと比較して，クロミプラミン＜アナフラニール＞の治療群で，有意に高かった（Danish University Antidepressant Group 1986, 1993, 1999）。また，重症のメランコリー型のうつ病患者の治療においては，アミトリプチリン＜トリプタノール＞，クロミプラミン，venlafaxineが，SSRIよりも効果的でありうるという若干のエビデンスがある（Perry 1996, Anderson 2001）。

非定型の特徴を伴うMDD（イベントに反応して気分が明るくなる，過眠，体重増加，強い疲労感，四肢の鉛様の重さ，パーソナリティ特性としての拒絶に対する敏感性などを典型的な特徴とする）：非定型の特徴を伴ううつ病患者には，不可逆的MAOIが特に有効であるというエビデンスがある（レベルB）（Quitkinら1991, Nierenbergら1998a）。メタ解析において，phenelzineとtranylcypromineは，非定型の特徴を伴ううつ病外来患者に対して，イミプラミン＜トフラニール＞よりも効果的であった（Thaseら1995）。

自殺するうつ病：自殺は，大うつ病患者の最大のリスクである。自殺のリスクは，初回に，そして治療経過中にも，規則正しく（評価の頻度は，自殺の可能性の高さ，自殺に関する危険因子の存在，治療セッティングなどによる）評価されるべきである。以下の因子は，自殺のハイリスクである：感情の障害（affective illness），衝動制御性のなさ，性（男性では20-30歳と50歳以上；女性では40-60歳），自殺未遂の既往歴，自殺企図，第1級親族内の早期発症の感情障害の家族歴，物質濫用（特にアルコール濫用），婚姻状況〔独身，離婚，寡婦（夫）〕，社会経済状況（失業，経済的問題，望まない退職），支持者の欠如（Blumenthal 1990, Appleby 1992, Nordstromら1995a, 1995b, Angst 1999b, BostwickとPankratz 2000）。患者が，自殺の考えまたは意図を持つ場合には，頻回の監視が必要であり，精神医学的介入が推奨される。患者の同意のない入院が，必要となるかもしれない。即刻かつ集中的なケアが開始されるべきであり，それには，積極的な薬物療法と，心理社会的因子をあつかう精神療法を含むべきである。特殊かつ即効性の「反自殺」薬はない，しかし，激越を増加させう

る抗うつ薬は用いないことが推奨される（表 4）。多くの臨床医が，抗精神病薬やベンゾジアゼピン系薬剤を追加することによって，治療を成功させてきた（Furukawa ら 2001）。過量投与（大量服薬）をしそうな患者に対しては，潜在的に致死的となる抗うつ薬（例：TCA または不可逆的 MAO 阻害薬）の処方量を，一度に 1 週間分にすることや，過量投与の際にもより安全な抗うつ薬を選択することが推奨される（表 4；AHCPR 1993）。自殺の可能性が高い場合には，早期の ECT が考慮されうる（第 2.3 章）。また，リチウムは，予防投与としての「反自殺」作用を持つという，いくらか適応がある（本ガイドラインの第 2 部を参照）。

精神病性の特徴を伴う MDD（妄想性うつ病）に対する治療推奨に関する情報については，第 2.6.1 章（抗精神病薬）を参照のこと；**季節型**の MDD に対しては，第 2.5 章（光療法）を参照のこと；**不安の特徴**を伴う MDD（「不安」うつ病）に対しては，第 4.1.1 章（不安障害）を参照のこと。

2.1.4 初期治療の有効性の評価

初期治療の有効性を評価するためには，一定期間の抗うつ薬投与と，患者の反応に対する合理的な評価法が必要である。これには，患者の自己評価尺度そして/または評価者評価尺度〔例：Clinical Global Impression 尺度（CGI；Guy 1976），Hamilton のうつ病評価尺度（HRSD；Hamilton 1960），Montgomery-Åsberg のうつ病評価尺度（MADRS；Montgomery と Åsberg 1979），Bech-Rafaelsen のメランコリー尺度（BRMS；Bech と Rafaelsen 1986）〕などがある（Rush と Kupfer 2001）。治療反応に関連する用語を明確にするために，以下の基準が示唆される：

- 無反応（Nonresponse）：基準値の症状の重症度（訳註：治療前の状態）からの減少（訳註：評価尺度による総得点などの）が，25％以下。
- 部分反応（Partial response）：基準値の症状の重症度からの減少が，26-49％。
- 反応（Response）：基準値の症状の重症度からの減少が，50％以上。
- 残遺症状を伴う反応（Response with residual symptoms）：部分寛解を伴う反応
- 寛解（Remission）：確実な尺度による得点によって定義された，症状の消失（完全反応または完全寛解ともよばれる）。

症状の減少を完全に確定するためには，急性期の治療は，最低でも 6 週，できれば 8-10 週間は継続すべきであるというエビデンスが増加している（Rush と Kupfer 2001）。反応した者が，必ずしも寛解していない（8 週間の治療では，反応しているうつ病患者の約 2/3 のみが寛解するにすぎない）ということは，強調されるべきである。Koran ら（2001）は，反応者の 40％が，継続治療の間に，結局は寛解することを示した。初回治療が，耐えられない副作用のために中断されなければならない場合には，別の治療への切り替えが必要となる（追加の治療オプションについては下記参照）。

2.1.5 初期治療の失敗を宣言する時

治療医は，現在の薬剤を中止すべき時期を，決定しなければならない。あまりに早期に治

療戦略を変更することは，例えば，薬剤が効果的でなかったという誤った結論に導き，患者を落胆させる。対照的に，いかなる治療反応もない状態で，長期にわたる治療を継続することは，患者の苦しみの不必要な延長と，エピソードの長期化を引き起こす可能性がある。それゆえ，治療計画の変更を考慮する正確な時期を選択することは重要である。

患者が，ある適切な用量（表3）の抗うつ薬を，4週間にわたって処方された後にも，全く改善を示していない場合には，その後に，彼/彼女が当該薬剤に反応することはほとんどない。患者が，4-6週間後に，部分的な反応を示している場合には，治療8-12週間後に反応を示すことはよくあることである。Fluoxetineにおける対照比較試験のデータによれば，患者が4週間で，症状の重症度において少なくとも20-25％減少していなければ，8週間後における反応の可能性は約20％である（Nierenbergら1995）。高齢者では，抗うつ薬に反応するまでに，より長い時間を必要とする（最大で12週まで）という，若干のエビデンスがある。これは，特にfluoxetineでは，半減期が非常に長く，定常状態に達するまでに4-6週間かかることから，真実でありうる。人格障害と心理社会的ストレッサーの特徴が目立つ，部分的に反応した症例に対しては，2-4週の治療期間の延長が推奨されてきた（FrankとKupfer 1990）。

2.1.6　診断の再評価と至適抗うつ薬療法

治療戦略の変更を考慮する前に，まず第1段階として，診断の再評価をし，現在の治療薬に固執すべきである。患者の薬剤へのこだわりは，分析されるべきであり，こだわりがない症例の場合には，その理由を治療介入の焦点にすべきである。抗うつ薬の血中濃度に影響を及ぼしている薬物動態学的要因もまた，考慮されうる。もし測定が可能であれば，三環系抗うつ薬の血中濃度は，これらの薬物を十分に服用していることを評価するのに役に立つであろう（下記と表3を参照）。身体的検査と（臨床）検査結果の再調査は，合併している一般身体疾患，非向精神薬，うつ病エピソードに隠れた，または関連した隠れた物質濫用などの見落としを避けるのによい。持続的な心理社会的ストレッサーもまた，治療上の無反応（nonresponse）の理由として考慮すべきである。服薬の妥当性の再評価もまた，考慮する。至適治療は，特に中等量しか服用していない患者においては，抗うつ薬の服用量の増量によって達成されうる（図1）。

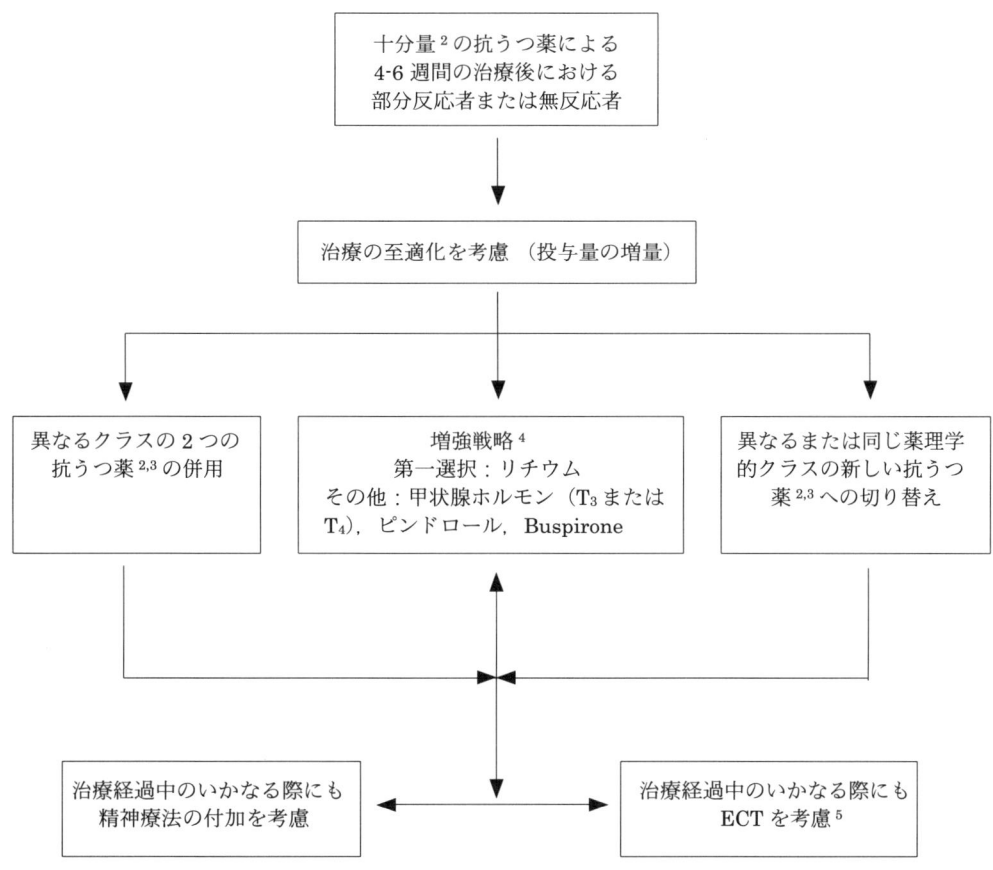

1 部分反応：基準値の症状の重症度からの減少が26%-49%；無反応：基準値の症状の重症度からの減少が25%以下
2 表3参照
3 不可逆的MAO阻害薬との併用に注意（第2.1.9.1章参照）
4 表5参照
5 適応に関しては，第2.3章参照

図1．フローチャート – 大うつ病性障害に対する抗うつ薬による初回治療の部分反応者と無反応者[1]への治療オプション

2.1.7　治療薬モニタリング

治療薬モニタリング（TDM）には，至適治療範囲内にあるのか，至適治療範囲を超えていないか，至適治療範囲以下ではないかということを確認するための，薬剤血中濃度測定が含まれる。TDMのその他の適応は，薬剤摂取による吸収と，コンプライアンスを決定することと，患者が「急速（rapid）」代謝者〔訳註：rapid metabolizer（代謝能過剰者）〕または

「遅延（slow）」代謝者〔訳註：slow metabolizer（代謝能低下者）〕（下記参照）であることを決定することである．TDM は，臨床反応の評価（少なくとも TCA においては；至適範囲は，表3を参照；Perry ら 1994），毒性の評価，不必要な薬剤間相互作用のモニタリングにおいて，重要なツールである．特に，TDM は，潜在的に中枢神経系と心血管系の毒性につながりうる，過量の血中 TCA 濃度となるリスクのある患者群を同定しうる（Preskorn と Fast 1991，Perry ら 1994，Brøsen 1996）．

若干の TCA と異なり，SSRI の臨床的な有効性と血中濃度の間に，明らかな関連はなく，毒性濃度を定義するいかなる閾値も存在しない．したがって，SSRI の血中濃度を定期的にモニタリングすることは，推奨されない．しかし，SSRI の TDM は，臨床上の投与戦略に影響しうるし，それゆえ高齢のうつ病患者の薬剤コストを下げうる（Lundmark ら 2000）．さらに，うつ病は，医学的治療におけるノン・コンプライアンスの重要な危険因子であるということも，考慮されるべきである（DiMatteo ら 2000）．それゆえ，TDM は，コンプライアンスの低さが予想される場合や，治療の失敗や毒性事象を経験した際には，有効である（Rasmussen と Brøsen 2000）．

2.1.8　抗うつ薬の薬物動態学と薬理遺伝学

血中濃度と抗うつ薬への反応は，同様の投薬で治療される患者間においても，かなりの差がある．大部分の抗うつ薬と抗精神病薬は，主に肝臓に局在する関連アイソザイム（isoenzyme）の大きなグループである，多形態のシトクロム P450 系（CYP450）によって代謝される．現在までに知られている，50 以上のヒトのアイソザイムのうち，シトクロム P4501A2（CYP1A2），CYP2C，CYP2D6，CYP3A4 が，向精神薬の生体内変化に触媒作用を及ぼす，最も重要な責任を負っている．CYP2D6 アイソザイムは，全ての三環系抗うつ薬，いくつかの抗精神病薬，アヘン剤（オピオイド），β-遮断薬，抗不整脈薬，大部分の SSRI を含む，30 以上の臨床で用いられる薬剤に触媒作用を及ぼす（訳註：すなわち，代謝する）主要な酵素である（Brøsen 1998）．

「遅延（slow）」〔「弱い（poor）」〕代謝者（訳註：slow metabolizer や poor metabolizer は，「代謝能低下者」とも訳される）は，遺伝子多型（異なる対立遺伝子をもつ CYP450 遺伝子が，人口の 1％以上に存在する場合に，遺伝子多型が存在するという）の結果として，CYP450 アイソザイムの活性がない，または制限されている者である．「急速（rapid）」〔「急速（fast）」または「拡張（extensive）」〕代謝者は，遺伝子多型の結果として，代謝率が高められた 1 つ以上の CYP450 アイソザイムを持つ者である．白人の約 7％が「遅延」代謝者（訳註：代謝能低下者）である．そして，そのような患者では，例えば TCA が推奨量で用いられるときでも，有害作用を呈する可能性がある．対照的に，多数の CYP2D6 遺伝子をもつ「超急速（ultrarapid）」代謝者では，至適治療を行うために，高用量の薬剤の服用を必要とする可能性がある（Bertilsson ら 1997）．しかし，超急速代謝者の表現型をもつ患者の 10-30％しか，複製対立遺伝子と診断されない可能性がある（Løvlie ら 2001）．大多数の超急速代謝者を特徴づけるためには，さらなる調査が必要である．アジア人口における CYP2D6 の

平均活性レベルは，酵素活性が減少した変異（CYP2D6*10）がよくみられるために，白人のそれよりも低い。高用量の服用にもかかわらず，薬剤血中濃度が低いためにノン・コンプライアンスであると思われていた一部の患者においては，TDMと遺伝子解析を組合せて行うことは有益でありうる。重要な代謝酵素（例：CYP2D6, CYP2C19）の解析のためのルチーンの検査として適切な遺伝子解析（ジェノタイピング）は，現在，いくつかの国々では利用可能である。そのような解析は，特定の抗うつ薬に対する遅延または急速代謝者である患者を同定するのに役立つ（Bertilssonら1997, TanakaとHisawa 1999, Steimerら2001）。

同じCYP450アイソザイムで代謝される薬剤が，相互作用をきたす場合には，薬物動態学的薬剤間相互作用が起こりうる。第1のタイプの相互作用は，CYP450アイソザイムが，同じ酵素で代謝される薬剤の代謝に影響を及ぼす，特定の薬剤によって刺激される場合に起こる（誘導）。この相互作用は，血中濃度の減少と，一般的には臨床効果の減弱という結果を生む。第2のタイプの相互作用は，同じ酵素で代謝される2つの物質が除去プロセスにおいて競合する場合に起こる（阻害）。この相互作用は，血中濃度の上昇と，潜在的には毒性の効果という結果を生む（よくみられる，抗うつ薬と他の薬剤との間の潜在的な薬剤間相互作用に関する情報に関しては，Michalets 1998, Kent 2000, Kennedyら2001を参照）。誘導と阻害に加えて，肝臓における薬物代謝は，遺伝子多型，年齢，栄養，肝疾患，内因性化学物質などによっても影響を受ける（Michalets 1998）。薬剤間相互作用の存在の発見は，非向精神薬を服用している併存（合併）疾患をもつ患者を治療する際に，最も重要となるであろう（Kent 2000）。

SSRIは，CYP450アイソザイムによる質的，量的相互作用を，広範囲に変化させる。CYP2D6は，SSRIによって阻害される（作用を減弱させる順に：パロキセチン＜パキシル＞, norfluoxetine, fluoxetine）（HiemkeとHärtter 2000）。Sertraline, citalopram, フルボキサミン＜デプロメール, ルボックス＞のCYP2D6阻害作用は，臨床上は無視できる程度である（Baumann 1996）。強力なCYP2D6阻害作用をもつゆえに，fluoxetineやパロキセチン＜パキシル＞の併用は，血中のアミトリプチリン＜トリプタノール＞やtrimipramineなどの三環系抗うつ薬の濃度を上昇させる（Baumann 1996, Kent 2000）。フルボキサミン＜デプロメール，ルボックス＞は，CYP1A2とCYP2A19の強力な阻害薬であり，大部分の3級アミンの代謝に影響を及ぼす（ChibaとKobayashi 2000）。Fluoxetineの主要代謝産物であるnorfluoxetineとnefazodoneは，CYP3A4と，多くの向精神薬の第I相反応に関連する別の酵素の阻害薬である。CYPアイソザイムの阻害薬であるSSRIとTCAとを併用する場合には，TCAの服用量は，通常よりも少なくすべきであり，治療期間中は，血中TCA濃度を測定すべきである。「より新しい」抗うつ薬（venlafaxine, mirtazapine, reboxetine）もまた，CYP450系によって代謝されるが，その薬剤間相互作用は，SSRIと比較して関連性が低い（Kent 2000）。

2.1.9 部分反応または無反応患者に対する治療オプション

最初にどの抗うつ薬を選択しても，うつ病の約30-50%は，治療に十分に反応しない

（Thase と Rush 1995）。最初の適切量の抗うつ薬に，部分的にすら / しか反応しないうつ病に対して，さまざまな治療戦略が提唱されてきた（Amsterdam 1991，Nolen ら 1994）。用いられてきた主な戦略のタイプは，(1) 異なる薬理学的クラスの新たな抗うつ薬への切り替え（例：SSRI から TCA へ），(2) 同じ薬理学的クラスの新たな抗うつ薬への切り替え（例：SSRI から別の SSRI へ），(3) 異なるクラスの 2 つの抗うつ薬の併用（例：TCA と SSRI），(4) 抗うつ薬の有効性を増強する他の薬剤（例：リチウムまたは甲状腺ホルモン）と抗うつ薬の併用，(5) 抗うつ薬と精神療法的介入との併用（第 2.4.1 章）である。これらの戦略は，様々な薬剤の組合せにおいて研究されてきたが，これらのほとんどは厳格で科学的な研究を行っていないか，小規模研究が多かった。さらに，用いられてきた併用治療の大部分は，思索的な視点によるものであり，二重盲検対照比較試験によるデータに支持されたものではない。それゆえ，適切な戦略の選択に関する経験的なデータは少ない。このことは，特に，異なる神経化学的作用機序をもった抗うつ薬への切り替えと，多数の抗うつ薬の併用に関していえることであり，この 2 つの代替戦略が，実際の臨床現場においては，しばしば第 2 選択の治療法として応用されている。

現在，どの戦略が治療無反応者に好ましいのかという明らかなコンセンサスは，これまでにこの問題に回答するだけの厳格な無作為化二重盲検試験がされてこなかったために，存在しない（Crismon ら 1999）。他の戦略とは異なり，リチウムなどによる一部の増強戦略は，プラセボ対照比較試験により繰り返し研究されてきたという理由で，一部の著者は，増強戦略を好意的に論じた。不完全または無反応の患者に対するさまざまな治療戦略のエビデンスのレベル，利点，不利な点が，以下にレビューされよう。

2.1.9.1　戦略 1：異なるクラスの新しい抗うつ薬への切り替え

数多くの異なるクラスの抗うつ薬の導入により，異なる抗うつ薬への切り替えは，初回の抗うつ薬の治療不成功に対する一般的な戦略となった（Crismon ら 1999）。反応を示さないうつ病に対して，作用機序の異なるもう 1 つのクラスの抗うつ薬へ切り替えることは，有益でありうる。SSRI と TCA を含めた場合に，あるクラスの薬剤に反応しない患者の約 50％ は，他のクラスの薬剤に反応する（レベル B）（Thase と Rush 1995）。また，TCA に反応しなかったうつ病が，不可逆的 MAO 阻害薬により，実質的に利益を得る可能性があるというエビデンスがある（レベル B）（AHCPR 1993）。

この戦略の利点は，それが多剤併用を最小にして，毒性や陰性の薬剤間相互作用の予防に役立ち，患者の薬物療法への支持を強化しうることである。また，切り替えは，副作用をより少なくしたり，耐容性を高める結果となりうる。不利な点の 1 つは，初回の抗うつ薬からの切り替えをすることによる，部分的な有効性の損失であり，次の薬剤が抗うつ効果を示すまでに比較的長い期間を要する（増強または併用と比較して，作用発現を遅延させうる）。特に，薬剤がより長期に投与された場合には，離脱（禁断）症状を生じる可能性があるため，急激な中止よりはむしろ，初回の抗うつ薬を漸減することが推奨される。不可逆的 MAO 阻害薬へ／からの切り替えは慎重に行い，2 つの薬剤の間に 2 週間の休薬期間を設けるべきで

ある。

2.1.9.2　戦略2：同じクラスの新しい抗うつ薬への切り替え

同じクラスの抗うつ薬が，必ずしも同じ薬理学的側面または同じ化学構造をもつというわけではない。それゆえ，実際には，同じクラスの抗うつ薬でも，同じ患者において異なる効果と副作用を示しうる。これは，特に，あるSSRIには反応しない患者の40-70%が，別のSSRIには反応を示すという，一連のオープンラベル試験によって示された（レベルC）(ThaseとRush 1997)。あるTCAから別のTCAへの切り替えに関しては，あまり研究がされておらず，結果もあまり見込みがないものであった（反応率は9-27%）（Nelson 1998）。

2.1.9.3　戦略3：2種類の異なるクラスの抗うつ薬の併用

進行中の抗うつ薬治療に，別の抗うつ薬を加えることにより，いずれの薬剤を単剤で用いた場合とも異なる反応を引き起こす可能性がある。合理的な抗うつ薬の併用には，相乗効果的な利点を与えるために，相補的な作用機序の有利さを利用する。このような併用治療の支持理由は，単剤治療による部分的な反応の放棄を回避することと，部分的にでも効果的な薬剤が中止されることによる抑うつ症状の悪化に対する恐怖などである。この戦略の不利な点は，薬剤間相互作用のリスク，副作用の増加，薬剤コストの増大などである。

しばしば，臨床現場において適用されてはいるが，この戦略の有用性と有効性を支持する，対照比較試験によるデータはほとんどない（レベルC，全ての併用療法にあてはまる）。SSRIへのTCAの追加またはその逆，更には多くの他の異なる抗うつ薬の組合せが，治療を成功させるために，手を替え品を変え試されてきた（Nelson 1998）。TCA以外の抗うつ薬の組合せの中では，ミアンセリン＜テトラミド＞によるfluoxetineの作用増強が，2つの対照比較試験において効果的かつ安全であった（Damら1988，Ferreriら2001）。Mirtazapineによるさまざまな SSRIの作用増強は，オープンラベル試験で効果が示された（Carpenterら1999）。SSRIをTCAに付加することは，三環系抗うつ薬の毒性リスクの増大につながる，三環系抗うつ薬の血中濃度の増加や排泄延長につながる（第2.1.8章）。SSRIや他のセロトニン系抗うつ薬（例：クロミプラミン＜アナフラニール＞，venlafaxine）と不可逆的MAO阻害薬との併用は，致死的な相互作用（セロトニン症候群）を引き起こす可能性があるために，絶対に避けるべきである。同様に，SSRIとL-トリプトファンの併用も避けるべきである。

2.1.9.4　戦略4：抗うつ薬の増強療法

このタイプの増強療法は，無反応または部分的な反応しかしなかった際に，治療増強を目標として，治療薬に抗うつ薬以外の別の薬剤を加えることによって行う。増強戦略は，若干の利点がある。第1の利点は，ある抗うつ薬から別の抗うつ薬への移行期間を除き，部分的な反応を利用することにある。したがって，それらが機能すれば，増強戦略は急速に効果的となりうる。第2に，いくらかでも反応した患者は，その改善を失うリスクを冒すことに，気が進まないであろう。このような状況に対しては，増強は有益でありうる。多くの増強戦

表 5. 部分反応と無反応の大うつ病性障害患者に対する生物学的治療戦略

治療戦略	機序 / 薬剤の分類	エビデンスレベル[a]	文献 / レビュー
薬理学的増強[b]			
リチウム＜リーマス＞	気分安定薬	A	Bauer と Döpfmer 1999
バルプロ酸＜デパケン，ハイセレニン，バレリン＞，カルバマゼピン＜テグレトール＞	抗てんかん薬 / 気分安定薬	C	Dietrich と Emrich 1998
ピンドロール＜カルビスケン＞	5-HT$_{1A}$ 自己受容体拮抗薬，β-受容体遮断薬	C	Perez ら 1999
Buspirone	5-HT$_{1A}$/D$_2$ 受容体作動薬	C	Landén ら 1998
興奮薬	ドーパミン / ノルアドレナリン放出 / 再取り込み阻害	C	Nierenberg ら 1998b
ブロモクリプチン＜パーロデル＞	ドーパミン (D2) 作動薬	C	Inoue ら 1996
ペルゴリド＜ペルマックス＞	ドーパミン (D1/D2) 作動薬	C	Boukoms と Mangini 1993
レセルピン＜アポプロン＞	生体アミンの再取り込み阻害	C	Zohar 1991
オランザピン＜ジプレキサ＞，リスペリドン＜リスパダール＞	抗精神病薬，5-HT$_2$ 拮抗	C	Shelton ら 2001b, Ostroff と Nelson 1999
ホルモン増強			
トリヨードサイロニン (T$_3$)＜サイロニン，チロナミン＞	甲状腺ホルモン	B	Aronson ら 1996
L-サイロキシン (T$_4$)＜チラージン S＞	甲状腺ホルモン	C	Bauer と Whybrow 2001
エストロゲン (女性のみ)	卵胞ステロイドホルモン	C	Sherwin 1991
Dehydroepiandrosterone (DHEA)	副腎男性ホルモン	C	Wolkowitz ら 1999
その他			
ケトコナゾール＜ニゾラール＞，メチラポン＜メトピロン＞	末梢性コルチゾール抑制	C	Wolkowitz と Reus 1999
L-トリプトファン	必須アノミ酸，5-HT 前駆物質	C	Young 1991
非薬理学的			
電気けいれん療法 (ECT)	脳にてんかん様のけいれんを誘発する電気刺激	A	Nobler と Sackeim 2000
反復経頭皮磁気刺激 (rTMS)	大脳皮質の非侵襲的刺激	C	Pascual-Leone ら 1996
迷走神経刺激 (VNS)	大脳辺縁系と皮質への自律神経信号	D	Rush ら 2000

a　第 1.4 章参照
b　抗うつ薬との併用を含まず (第 2.1.9.3 章参照)

略が，治療抵抗性うつ病に用いられたことが記載されている。表 5 は，主な薬理学的増強戦略を要約し，これらの戦略の各々に対する有効性の経験的なエビデンスのレベルを示したものである。

2.1.9.4.1 リチウム

表5に示した戦略のうち，リチウムは，大うつ病の急性期治療において，27以上のオープン試験と10のプラセボ対照比較試験により，最も早期にかつ最も多くの証明がされた増強戦略である（レベルA）。それゆえ，リチウムを，進行中の抗うつ薬治療に加えることは，増強戦略の第1選択として推奨される。リチウムは，TCA（Joffeら 1993，Katonaら 1995）やSSRI（Katonaら 1995，Baumannら 1996，ZullinoとBaumann 2001）などの幅広い範囲の抗うつ薬の治療効果を増強することが知られている。9つのプラセボ対照比較試験からなるメタ解析は，リチウムが，全ての研究を通じて，約40-50％の反応率で，単極性大うつ病の増強治療においてプラセボよりも優れているというエビデンスを確認した（BauerとDöpfmer 1999）。約20％の患者では，第1週目に反応することが報告されている。リチウム増強は，患者の反応を評価するためには，2-4週間は行うべきである。推奨リチウム服用量（炭酸リチウムで600-1200 mg/日）では，0.6-0.8mmol/Lの血中リチウム濃度となる。

2.1.9.4.2 甲状腺ホルモン

治療抵抗性うつ病に対する甲状腺ホルモンの効果を評価した研究は，甲状腺ホルモンの中でもT_3＜サイロニン，チロナミン＞による増強が主である。多数の症例蓄積報告と少なくとも13の前向き試験（9つのオープン試験と4つの二重盲検対照比較試験）の大部分で，三環系抗うつ薬への無反応者（nonresponder）の反応を増強するために，25-37.5のmcg/日のT_3の使用を評価してきた（レベルB）（Joffeら 1993，BauerとWhybrow 2001）。オープン試験では，TCAへの無反応者の約50％が，T_3の追加2-3週以内に反応者となることを，首尾一貫して示してきた。3剤（訳註：T_3，リチウム，プラセボ）による二重盲検対照比較試験では，T_3とリチウムで増強効果は同等で，プラセボよりも有効性を示した（Joffeら 1993）。

しかし，全ての二重盲検対照比較試験が，T_3を支持する結果を示しているというわけではなかった。その後のメタ解析では，T_3による増強を支持する首尾一貫した結果は見いだせなかった（Aronsonら 1996）。さらに，今日，広く用いられているSSRIなどの非三環系抗うつ薬へのT_3増強の有効性に関しては，1つの症例蓄積報告しかなかった。生理学的な量をはるかにこえる量のL-サイロキシン（T_4）＜チラーヂンS＞を服用している治療抵抗性うつ病患者の約50％が反応したという，症例数の少ないオープン試験がある（レベルC）（Bauerら 1998）。甲状腺ホルモンの使用は，特に無徴候性の甲状腺機能低下症（定義：末梢の甲状腺ホルモン濃度は正常だが，ＴＳＨは異常高値）患者に対しては推奨される。

2.1.9.4.3 他の薬剤増強戦略

SSRIとセロトニン（5-HT）$_{1A}$/βアドレナリン受容体拮抗薬のピンドロール＜カルビスケン＞を併用している大うつ病患者では，未治療患者の抗うつ作用の発現が早まる（Artigasら 1996）。また，この戦略は，治療抵抗性うつ病患者に対する増強療法として，小規模ながら研究が行われたが，結果は反対のものとなった（レベルC）（Maesら 1996, Perezら 1999）。

セロトニンの前駆物質である L-トリプトファンと 5-ヒドロキシトリプトファン（5-HTP）は，うつ病性障害に関しては，曖昧な結果しか報告されていない（Mendels ら 1975, Byerley ら 1987, Young 1991, Shaw ら 2001）。L-トリプトファンを用いたいくつかの小規模試験では，治療抵抗性うつ病患者において，MAOI とセロトニン系抗うつ薬の作用増強を示した（レベル C）（Coppen ら 1963, Glassman と Platman 1969, Ayuso Gutierrez と Alino 1971）。

精神病性うつ病（第 2.6.1 章）の治療に用いられるのとは対照的に，近年，非精神病性大うつ病に対する抗うつ薬への抗精神病薬の増強が，臨床現場において増加してきた。治療抵抗性の非精神病性大うつ病に対するこの戦略を支持する，オランザピン＜ジプレキサ＞を用いた 1 つの小規模プラセボ対照比較試験がある（レベル C）（Shelton ら 2001b）。

異なる薬理学的なプロフィールと目標をもった，他の多くの増強戦略が，より小規模に研究されてきた。しかし，これらの戦略は全て，治療抵抗性うつ病患者に対するプラセボ対照比較試験を行っていない（Coryell 2000）（エビデンス・レベルと更なる知識は，表 5 の文献を参照）。

2.1.10 治療抵抗性うつ病

初回の抗うつ薬治療に対する無反応者（nonresponder）の約 50％は，次の異なる治療薬にも反応しない。残った患者群では，抑うつが残存し，2 種類以上の適切な治療法の後でさえ，十分な症状の除去や満足した機能レベルの回復に至らない。2 種類の適切に行われた抗うつ薬治療の後にも改善しないこれらの無反応者は，「治療抵抗性」とみなされる。それらの多くは，上述した治療戦略によって救われうる（Nierenberg と Amsterdam 1990, Möller 1994, Nemeroff 1996-97, Burrows と Norman 1999）が，これらの患者の一部は，慢性化した疾患経過をたどる（Scott 1988, Thase と Rush 1995）。

不十分な薬物療法と組織化されていない治療計画が，好ましくない治療結果に帰着しうることが示唆されてきた。臨床現場においては，治療抵抗が，しばしば抗うつ薬の不十分な投薬量と不十分な投薬期間の結果として起こることや，不完全な反応症例においては，利用しうる治療レパートリーを十分に行っていないことから生じることがある（Montgomery 1991, Nierenberg と Amsterdam 1990, Guscott と Grof 1991, Bauer と Helmchen 2000）。治療抵抗性患者のうちの少数のみが「完全な（absolute）」抵抗性患者であり，大多数の「相対的な（relative）」抵抗性患者に対しては，電気けいれん療法（ECT）などの厳密な治療アプローチを行うことにより，実質上は治療されうることが，いくつかの研究によって示されている（Adli ら 2002）。ECT に対する明確な反応の既往をもつ患者は，新しいエピソードが治療を要する際には，ただちに ECT を行う候補となりうる。

十分でない量の薬剤の繰り返し投与は，患者にとって有害でありうるし，うつ病の転帰によくない結果をもたらす可能性がある。繰り返し投与それ自体が，治療抵抗性うつ病と関連しているという，若干のエビデンスが存在する（Amsterdam と Hornig-Rohan 1996）。抗うつ薬に反応する確率は，以前に失敗した薬物治療 1 回ごとに，約 15-20％ずつ低下するということを示唆したデータがある（Amsterdam ら 1994）。組織的治療アプローチ（アルゴリ

ズム）開発の背景にある仮説は，治療戦略の幅の減少と適切さの増大が，患者の転帰の改善と治療抵抗化の回避につながるということである（AmsterdamとHornig-Rohan 1996, Gilbertら1998, Rushら1998, Rushら1999）。治療アルゴリズムは，抗うつ薬治療への固執を改善し，治療効果と費用対効果の上での至適治療を行うための重要な道具であるよう作成されたものである。そのようなアルゴリズムが提唱されてはいるものの，厳密な対照比較試験は，現在に至るまで行われてこなかった（レベルD）（Katonら1995, Gilbertら1998, Hawleyら1998, Rushら1999, BauerとHelmchen 2000, Adliら2002）。

2.2 ハーブ治療

従来の抗うつ薬の服用を希望しない患者にとって，ハーブ治療は，代替療法となりうる。しかし，ハーブ治療の有効性のエビデンスは，大うつ病（特に，重症のうつ病）治療とうつ病性障害の長期治療に関しては，不完全である（Williamsら2000）。

軽症から中等症のうつ病性障害の短期治療においては，セイヨウ・オトギリソウ（Hypericum perforatum，一般にセントジョーンズ・ワートとよばれる）のエキスがプラセボよりも効果的であることを示唆する，多くの対照比較試験によるエビデンスがある（レベルA）（Kimら1999, Williamsら2000, LindeとMulrow 2001）。14の試験（1417例）からなる，うつ病性障害に対するセイヨウ・オトギリソウのメタ解析では，プラセボ治療と比較して，より有効性を認めた（Williamsら2000）。しかし，近年のプラセボ対照比較多施設試験によれば，中等症から重症の大うつ病患者に対しては，プラセボ治療と比較して，セイヨウ・オトギリソウの有益性が認められなかった（Sheltonら2001a）。それゆえ，セイヨウ・オトギリソウは，利用できるデータからは，重症のうつ病の治療には推奨されない。

セイヨウ・オトギリソウ（セントジョーンズ・ワート）の標準服用量は，600-900 mg/日である。有害作用は，セイヨウ・オトギリソウにおいては，三環系抗うつ薬と比較して，より起こりにくいようである（Kimら1999）。ハーブによる中～長期治療の有効性や副作用に関する情報はほとんどない（AHCPR 1999, LindeとMulrow 2001）。セイヨウ・オトギリソウが多くの薬剤と相互作用をおこすというエビデンスがある（例：TCAやHIV感染症の治療薬として用いられる抗レトロウイルス薬の血中濃度を減少させうる）。患者がセイヨウ・オトギリソウや他のハーブ製剤を服用する際には，ヘルスケア提供者はこの事実を考慮すべきである。また，ハーブ治療には，純度と力価の変化に関する懸念もある。

2.3 電気けいれん療法

電気けいれん療法（ECT）は，脳において治療的なてんかん様発作を誘発するために行う，電気刺激である。大うつ病性障害の治療におけるECTの有効性は，かなりよく確立されている（NoblerとSackeim 2000, Fink 2001）。一連の無作為化対照比較試験は，ECTが，プラセボ，ECTのシュミレーション（まね），抗うつ薬（TCA）療法のいずれよりも有効

あることを示している（レベル A）（米国精神医学会 ECT 特別委員会 1990，AHCPR 1993，米国精神医学会 2000）。ECT は，典型的には，2-4 週間後に最大の反応に達し，60-80％ が寛解する（Kennedy ら 2001）。しかし，ECT を，SSRI やより新しい抗うつ薬と比較しているデータは，ほとんどない（Wijeratne ら 1999）。

第 1 選択治療としての ECT の適応は，精神病性の特徴を伴う重症の大うつ病，精神運動遅滞を伴う重症の大うつ病，「真の（true）」または「絶対の（absolute）」治療抵抗性大うつ病，拒食患者，うつ病の急速な治療を必要とする他の特殊な状況下（例：重度の自殺の可能性，妊娠中）の患者である（米国精神医学会 2000）。また，第 1 選択治療としての ECT は，ECT に対して以前に明らかな反応を示した患者，特殊な理由のために ECT を希望する患者においても適応となりうる。

これを支持するデータはほとんど存在しないが，ECT は，急性期の反応を改善させるために，抗うつ薬と併用されることが多い（レベル D）（米国精神医学会 2000）。ECT の不利な点の 1 つは，引き続き治療しなければ，その効果は数ヶ月しか続かないということである。継続治療を行わない場合の再発率は，50-95％ と見積もられており，ほとんどの再発が最初の 6 ヶ月間に起こる（Bourgon と Kellner 2000）。ECT 施行後の対照比較試験において，パロキセチン＜パキシル＞は，イミプラミン＜トフラニール＞やプラセボよりも，再発予防において優れていることが示された（レベル C）（Lauritzen ら 1996）。ECT 施行前の薬剤抵抗性やうつ病の重症度もまた，再発を予測してきた。それゆえ，ECT 施行前に効果がなかった薬剤は，ECT 施行後の再発予防のためには用いられるべきではない（Bourgon と Kellner 2000，Nobler と Sackeim 2000）。

ECT は非常に効果的な治療手段ではあるが，潜在的な麻酔作用のリスクゆえに，合併症を伴わない非精神病性うつ病患者の第 1 選択治療法としては，推奨されない。その他の ECT の欠点として，けいれん発作後の一過性の錯乱状態と，ほとんどの症例では短期間で解決するが，前向きと後向きの記憶障害である（Nobler と Sackeim 2000）。一般に，ECT は安全な手法であり，頭蓋内圧の上昇を除けば，ECT の絶対的禁忌はない。治療実施の前に，患者の完全な医学的評価が，麻酔科医との協力により行われなければならない。頭蓋内圧亢進または脳血管脆弱性のある患者，心血管疾患（例：最近の心筋梗塞，心筋虚血，うっ血性心不全，不整脈，ペースメーカー）患者，腹部動脈瘤のある患者では注意を要する（米国精神医学会 2000）。ECT は，この治療介入の経験がある精神科医によってのみ行われうる。

ECT は，一般に耐容性が高いが，約 0.4％ に有害事象を認める（Kennedy ら 2001）。最も頻度が高い副作用は，客観的な認知障害（典型的には ECT 後の数週間をかけて減少する一時的な逆行性健忘）と（自叙伝的な）記憶の主観的な障害である。また，ECT は，心拍，血圧と頭蓋内圧の一時的な上昇を生じることもありうる。稀にみる副作用として，頭痛，筋肉痛，嘔気がある（Datto 2000，Nobler と Sackeim 2000）。ECT が，器質性脳障害の原因となるという確たるエビデンスはないことが，広範なレビューによって結論づけられた（Devanand ら 1994）。

ECT は，典型的には入院患者に対して施行されるが，継続と維持治療（本ガイドラインの

第 2 部を参照）における使用頻度が増加しているため，外来（通院）患者に対しても施行される。国によって異なるが，治療は，通常は一日おき，または 3 回／週，または 2 回／週の頻度で施行される。頻繁に施行しなければ，認知障害もより少ないが，治療効果も示されない。片側電気けいれん療法は，両側電気けいれん療法よりも記憶障害は少ないが，治療効果は一部の患者においては少ない可能性がある（Sackeim ら 1993）。片側の電極配置では，両側に配置したのと同じ有効性を得るために，けいれん閾値（適切な全般性発作を起こすために必要な最低電流量として定義される）までに 6 倍の電流を必要とする（Sackeim ら 1987）。全体の治療コースは，理想的には，うつ病の寛解を目標とすべきであり，典型的には 6-12 回の治療を施行する（訳註：通常，1 クールという）。20 回を超える施行（訳註：1 クールあたり）は，稀である。

2.4　精神療法

　前述したように，本ガイドラインは大うつ病性障害の生物学的（身体的）治療に重点をおいている。それゆえ，精神療法単独または薬物療法との併用については，簡潔に言及するにとどめ，エビデンスのレベルは示さない。代わりに，参照文献を紹介する。

　精神療法は，健康な治療者とともに，うつ病患者が，自分に役立つ技術を学習することにより，うつ病の症状を克服する学習プロセスである。精神療法は，軽症から中等症のうつ病患者のための初期治療として考慮すべきであり，より重症のうつ病患者，抗うつ薬に部分的にしか反応しない患者，抗うつ薬の継続に問題がある患者に対しては，抗うつ薬との併用を考慮すべきである（Rush と Thase 1999）。抗うつ薬または精神療法に対する患者の好みと精神療法の利用可能性は，最初に抗うつ薬または精神療法のいずれの治療を行うかを決定する際に，考慮されるべきである。

　数多くの，簡易な，構造化された精神療法は，大うつ病の急性期の治療において（Frank ら 2000）も，継続期の治療における再発予防の際（Jarrett ら 2001）にも，効果的であることが示されてきた。これらの治療法は，期間限定（6-20 セッション）で，過去（の問題）よりも，むしろ現在の問題に重点をおく傾向がある。それらは，うつ病に関する患者教育に重点をおき，患者と治療者の活発な協力を喚起する。うつ病に対して有効な，最もよく研究されている精神療法は，以下の通りである：認知行動療法（CBT）（Beck ら 1979, Glogauen ら 1998, Dobson 1989, Gaffan ら 1995, Blackburn と Moore 1997, DeRubeis ら 1999, Hollon ら 1992），行動療法（Rehm 1979, Bellack と Hersen 1983, Lewinsohn と Clarke 1984, Nezu 1986, AHCPR 1993, Jarrett と Rush 1994），対人関係療法（IPT）（Klerman ら 1984, Elkin ら 1989, Schulberg ら 1996），認知行動分析型精神療法（CBASP）（McCullough 2000）。他のタイプの精神療法（例：力動学的精神療法）の有効性はより少ないという，経験的なエビデンスがあるが，それらはこの種の治療が効果的でないということを意味するものではない。

　問題解決療法（PST）は，プライマリーケアにおけるうつ病性障害の治療に効果的である

という，1つの無作為化対照比較試験がある（Mynors-Wallisら2000）。PSTは，訓練さえうければ，非専門家にでもできるので，多くの国のプライマリーケア現場において，定型的な精神療法が，速やかにできなかったり，まったく利用できない場合の，経済的な代替法となっている。

2.4.1 抗うつ薬と精神療法の併用

薬物療法と精神療法の併用は，a）治療開始時，b）うつ病患者が抗うつ薬に反応しないか，部分的にしか反応しない場合，c）うつ病患者が初回の精神療法の単独治療に反応しない場合に行われる（Paykelら1999，Frankら2000，Scottら2000，RushとKupfer 2001）。薬物療法と精神療法の併用における潜在的な利点は，治療反応の改善，再発率の減少，生活の質（QOL）の強化，薬物療法への忠実なる支持などである（Segalら2001）。臨床現場において広く行われているが，この併用治療を支持するRCTによるエビデンスは，ほとんどない（RushとKupfer 2001）。慢性の大うつ病性障害（DSM-IV）外来患者に対する，12週間のnefazodoneによる治療，認知行動分析型精神療法（CBASP）（16-20セッション），双方の併用療法を比較した試験では，併用療法が，いずれかの単独治療よりも有効であった（Kellerら2000）。大うつ病と診断され，認知行動療法，または対人関係療法（IPT），またはIPTと抗うつ薬による薬物療法（併用療法）を受けていた患者を対象とした，6つの無作為化治療プロトコールによるメタ解析（595例）の結果では，重症かつ反復性のうつ病の治療に関しては，併用療法は，広範にわたる臨床的印象において，精神療法単独よりも優れているというエビデンスをもつ（Thaseら1997）。また，患者が併用療法をより受け入れ易いものと捉え，抗うつ薬単独治療と比較して，併用療法では脱落率が低いというエビデンスがある（de Jongheら2001）。

2.5 光療法

季節性感情障害（SAD）は，季節パターンにあわせて起こる，反復性大うつ病の一亜型である（Rosenthalら1984，米国精神医学会1994）。一般人口の約5-10％にみられると見積もられており，女性に多い（Kasperら1989，Rosenら1990）。秋から冬にかけて，臨床的に問題となるうつ病の症状を経験し，春から夏にかけては完全に寛解している，「冬期季節型」うつ病が，SADで最も頻度の高いタイプである。

光療法またはSSRIによる治療が，SADの第1選択治療法である（レベルA）（Lamら1995，Ruhrmannら1998，LeeとChan 1999）。一連の研究により，「冬期季節型」うつ病に対しては，光療法を行わない対照群と比較して，高照度（人工）光療法が有効であり，耐容性も高いことが示された（レベルA）（Eastmanら1998，Termanら1998，Lewyら1998）。紫外線を除去した白色，蛍光性の光で，2,500ルクスを超える強度の光を生じる蛍光箱が，光療法に望ましい装置である。光療法の初回「服用」量は，各朝10,000ルクスを，2-4週間，1日30-40分間である。または，2,500ルクスの光の箱（光治療器）で，1日2時間を要する

（LamとLevitt 1999）。正確な位置決め（光の箱に十分に近づいて着席すること）が，重要である。患者は，通常，1週間以内に改善するが，完全な反応を認めるまでには，最高で4週間かかる。光の箱が利用できない場合には，2週間以上にわたって，毎日1時間，朝の戸外を散歩することによる「自然光療法」が，SAD患者に対して行われうる（Wirz-Justiceら 1996）。

非季節性うつ病に対する光療法の有効性を評価している研究の結果には，これまで議論があった。結果としては，光療法は，季節による，慢性大うつ病性障害または気分変調症の悪化に対して，補助治療として示唆・提案されるのみであった（レベルD）（米国精神医学会 2000）。

光療法に対する絶対的禁忌はなく，眼球または網膜障害に関連するというエビデンスもない。しかし，眼球に危険因子をもつ患者は，治療前に眼科医に相談すべきである。臨床試験において患者に報告された光療法の一般的な副作用は，疲れ目または視覚の障害，頭痛，激越または「縛りつけられた（wired）」感覚，嘔気，鎮静，非常に稀ではあるが軽躁病または躁病である。これらの副作用は，一般に軽症かつ一時的で，時間とともに，または光量の減少により消失する（LamとLevitt 1999）。「自然光療法」は，より緯度の高い地域では不都合でありうる。光療法と抗うつ薬との併用は，治療の有効性を強化しうる。しかし，フェノチアジン系抗精神病薬（例：クロルプロマジン＜ウィンタミン，コントミン＞），三環系抗うつ薬，セイヨウ・オトギリソウの光過敏性作用の可能性はよく考慮すべきであり，両方の治療を受けている患者には，適切な予防措置をとるように助言されるべきである（米国精神医学会 2000）〔SADに関する包括的なレビューは，Canadian Consensus Guidelines for the Treatment of Seasonal Affective Disorder（LamとLevitt 1999）に示されている〕。

2.6 付加的治療

相補的な効果を期待した介入は，付加的治療とよばれる（Thaseら 1998）。薬理学的/非薬理学的付加的治療が，大うつ病の治療に対して提案されてきた。これらの治療の多くは，不安/不眠を制御し，完全回復に達するまで，他の抑うつ症状を減少させることにより，主に抗うつ薬治療への反応を加速するのに役立つ可能性がある。

2.6.1 抗精神病薬

大うつ病性障害では，妄想そして/または幻覚が起こりうる；これらは，抑うつ気分に一致することも，一致しないこともある（米国精神医学会 2000）。精神病性の特徴を伴う大うつ病性障害の患者は，抗うつ薬と抗精神病薬との併用により，いずれか単独の治療によりも，かなり高い反応率を示す（レベルA）（Spikerら 1985，Rothschildら 1993）。これらの患者では，治療開始初期より，抗うつ薬と抗精神病薬との併用が推奨される（レベルA）。より新しい，「非定型」抗精神病薬（例：amisulpride, aripiprazole, オランザピン＜ジプレキサ＞, クエチアピン＜セロクエル＞, リスペリドン＜リスパダール＞, ziprasidone）は，副

作用が少ないことと耐容性の点で,「定型（古典的な）」抗精神病薬（例：クロルプロマジン＜ウィンタミン，コントミン＞，フルフェナジン＜フルメジン＞，ハロペリドール＜セレネース＞，perazine）や clozapine よりも好まれる可能性がある。しかし，精神病性うつ病に対する,「より古い」抗精神病薬と「より新しい」抗精神病薬とを比較した，対照比較試験によるデータはない。通常，うつ病患者における抗精神病薬の投薬量は，統合失調症（精神分裂病）に用いられる量よりも少ない。いくつかの抗精神病薬〔チオリダジン＜メレリル＞，ドロペリドール＜ドロレプタン＞（訳註：本邦では，主に麻酔薬として用いられる）〕と三環系抗うつ薬は，心電図（ECG）上の変化（QTc 延長）の原因となりうる。それゆえ，これらの薬剤は，特に併用治療や，高齢患者に対しては，患者に薬剤誘発性不整脈のリスクを増加させる可能性がある（Reilly ら 2000）。

2.6.2 抗不安薬

多くの無作為化対照比較試験によれば，ベンゾジアゼピンは，アルプラゾラム＜コンスタン，ソラナックス＞などの一部のトリアゾロ-ベンゾジアゼピン（triazolo-benzodiazepine）による軽症から中等症のうつ病に対する治療可能性を除いて，大うつ病の治療に関して，標準的な抗うつ薬より効果的ではない（レベル A）（AHCPR 1993）。抗不安薬（特にベンゾジアゼピン）は，世界中の臨床現場において付加的薬剤として多用されているが，多くの専門家は，抑うつ状態はベンゾジアゼピンで改善しないと信じている。近年のレビュー報告によれば，大多数の国で，うつ病患者の 30-60％に，抗うつ薬と抗不安薬が併用されていた（Furukawa ら 2001）。この理由は，おそらくは，多くの患者に認める不安，激越，不眠を早期に改善させるためと，大うつ病患者に高率にみられる不安との併存（comorbidity）（33-85％と報告されている）のためである。

9 つの無作為化プラセボ対照比較試験からなるメタ解析は，抗うつ薬とベンゾジアゼピンの併用治療では，抗うつ薬単独治療よりも反応しやすい（63％対 38％）ことと，併用群の患者では，抗うつ薬単独治療群と比較して，脱落率が 37％少なかったことを示している（レベル A）（Furukawa ら 2001）。

個々の患者においては，ベンゾジアゼピンの付加的治療の有益性は，起こりうる不利益〔鎮静，精神運動障害，認知障害，記憶喪失，その他の中枢神経系の抑制，治療によるうつ病の悪化，依存の形成，退薬（離脱）症候群など〕と，慎重に釣り合わせなければならない。素因のある患者は，依存と耐性の形成にとって，大きなリスクである。それゆえ，ベンゾジアゼピンは，現在または既往歴として，アルコールまたは薬物濫用/依存のある患者には投与すべきではない。また，うつ病患者に対するベンゾジアゼピンの投与継続期間は，最大でも約 4 週間に制限されることが推奨される。長時間作用型と比較して，短 - 中時間作用型ベンゾジアゼピンは，リバウンド，離脱反応，薬物依存のリスクがより大きい（Nelson と Chouinard 1999）。

明らかな依存をおこす危険のない，セロトニン（5-HT）$_{1A}$ 部分作動薬である抗不安薬の buspirone（訳註：本邦には，類似作用薬剤としてタンドスピロン＜セディール＞がある）

による付加的治療は，うつ病患者の不安を軽減させるのに有用でありうる（レベルC）（Davidson 2001）。

2.6.3 断 眠

完全または部分的な断眠（SD）は，約60％の患者において，うつ病の一時的な改善をもたらす，非常に有益な，1日で効果を生じる，唯一の抗うつ介入でありうる（レベルA）（KuhsとTölle 1991, Wirz-JusticeとVan den Hoofdakker 1999））。SD単独（完全SDを行うことが多い）で未治療のうつ病患者の治療に用いられることもあるが，薬物への反応を促進することを目的として，抗うつ薬と同時に開始することもある。また，抗うつ薬療法の進行中に増強戦略として付加されることもある（Van den Hoofdakkerら1994, Kuhsら1996）。SDへの反応は，気分の日内，日間の変動が明らかな患者において，最も著明に現れる（Wirz-JusticeとVan den Hoofdakker 1999）。それは急激に作用するので，大うつ病にとって魅力的な付加的治療であり，非侵襲性，安価で，大多数の患者に対して耐容性も高い。しかし，反応した患者の大部分は，その後，一晩の睡眠で再発する（WuとBunney 1990）。通常，抗うつ効果は，完全断眠を繰り返すことによって（レベルC）（Wiegandら2001）か，その後の睡眠相の前進とSDを組み合わせることによって（レベルD）（Riemannら1999）継続しうる。抗うつ効果を持続させるその他の戦略としては，SDをリチウム＜リーマス＞，ピンドロール＜カルビスケン＞，甲状腺ホルモンと組み合わせることなどがある（レベルD）（Wirz-JusticeとVan den Hoofdakker 1999）。

2.6.4 運動訓練（エクササイズ・トレーニング）

身体的な活動が，健常人の気分に良い影響を及ぼしうるという研究が示されている。付加的な毎日のエアロビクス運動プログラムの短期効果に関するオープン試験は，大うつ病患者の比較的急速（14日以内）な気分の改善を示唆した（Dimeoら2001）。Sertralineとエアロビクス運動プログラムとを比較した，156例の高齢MDD患者を対象とした16週間のRCTによれば，運動とsertralineは同程度に効果的であったが，sertraline投与群の方が効果発現は早かった（Blumenthalら1999）。しかし，近年のメタ解析では，臨床的なうつ病を対象とした質の良い研究がないため，運動がうつ病の症状を軽減させる効果については，現時点では決定できないと結論づけられた（LawlorとHopker 2001）。それゆえ，大うつ病に対するさらなる対照比較試験が，うつ病の症状を軽減させるための付加的治療または単独治療としての運動の役割を，よりよく理解するためには必要である（レベルC）。

2.7 新しい治療戦略

2.7.1 経頭皮磁気刺激（TMS）

経頭皮磁気刺激（TMS）は，短時間の強磁場を用いた磁気誘導によって，大脳皮質の神経

を非侵襲的に刺激する新技術である（Pascal-Leone ら 1996，George ら 1999，McNamara ら 2001）。予備的な対照比較試験によれば，2 週間にわたる毎日の左前頭葉前部の大脳皮質を刺激する TMS（rTMS）の反復使用により，大うつ病患者の気分に改善を認めた（George ら 1997，George ら 2000）。70 例の反復性大うつ病患者を対象とした比較対照試験によれば，右前頭葉前部への rTMS には，短期的な有効性のエビデンスが存在した（Klein ら 1999）。

18 例の治療抵抗性大うつ病患者に対する，二重盲検対照比較試験では，左前頭葉前部への rTMS は，見せかけの治療（訳註：プラセボに当たる）と比較して，有意な改善は示さなかった（Loo ら 1999）。しかし，未投薬の治療抵抗性大うつ病群に対する，2 週間の左前頭葉前部への rTMS では，見せかけの rTMS と比較して，統計学的には有意であるが，臨床的にはさほど重要ではない抑うつ症状の減少を認めた（レベル C）（Berman ら 2000）。

rTMS による副作用と脳機能の長期変化については，ほとんど何もわかっていない。稀に起こる副作用として，てんかん発作の誘発が記載されている（Wassermann 2000）。

2.7.2 迷走神経刺激（VNS）

迷走神経刺激（VNS）は，治療抵抗性のてんかんを治療するために，欧州では 1994 年以降，米国では 1997 年以降，商業的に利用できる，脳への間接的な刺激を行う新技術である（George ら 2000）。VNS は，ペースメーカーを挿入して，左迷走神経を接続し，中脳を介して大脳辺縁系と大脳皮質領域へ，自律神経による電気信号を送ることによって行う。VNS は，治療抵抗性うつ病患者に有効であるという臨床試験が，1 つ存在する（レベル D）（Rush ら 2000）。

2.7.3 ステロイド降下薬と CRH 受容体拮抗薬

大うつ病では，ACTH とコルチゾールの恒常性の末梢的な変化を反映する，視床下部-脳下垂体-副腎（HPA）「ストレス」系の機能が亢進していることが，かなりよく知られている。うつ病においては，中枢性副腎皮質ホルモン放出ホルモン（CRH）の分泌過多が，HPA 系機能の亢進理由であると仮定されてきた（Nemeroff ら 1984，Holsboer 2000）。その後，うつ病の治療において，HPA 系が，末梢性（ステロイド降下薬または抗糖質グルチコイド薬）と中枢性の薬理学的介入に対する適切な部位でありうることが示唆された（Barden ら 1995）。さまざまな副腎皮質ステロイド合成阻害薬〔aminoglutethimide，ケトコナゾール<ニゾラール>（訳註：本邦では，抗真菌薬として，外用でのみ用いられる），メチラポン<メトピロン>（訳註：本邦では，下垂体機能検査薬としてのみ用いられる）〕が，未治療で難治性のうつ病や，コルチゾール過剰状態のうつ病患者に対して，臨床的に有益でありうるという，一連のオープンラベル試験と小規模二重盲検試験によるエビデンスがある（レベル C）（Murphy 1997，Wolkowitz と Reus 1999）。さらに，副腎皮質ステロイド受容体拮抗薬と CRH 受容体拮抗薬などの直接的に中枢性のストレス・ホルモン制御を阻害する薬剤は，新しいクラスの抗うつ薬である可能性が示唆されてきた（Owens と Nemeroff 1999，Holsboer 2001）。CRH 受容体阻害薬に対する最初のオープン試験の結果は，やや有望なものであった

（レベル D）（Zobel ら 2000）。

2.7.4　P 物質（サブスタンス P）受容体阻害薬

　P 物質は，末梢と脳内に大量に存在する神経ペプチド（ニューロペプチド）である。P 物質は，脳内では，ストレス反応の制御や感情行動の調節に重要な領域〔例：青斑核や扁桃体〕に局在している（Maubach ら 1999）。P 物質とノルアドレナリン系やセロトニン系の神経経路との間には，多くの相互作用があることより，P 物質は，抑うつと不安の病理に関連していることが示唆されてきた。大うつ病の外来患者に対して，P 物質受容体拮抗薬（MK-869），SSRI（パロキセチン＜パキシル＞），プラセボを比較した，6 週間の最初の二重盲検対照比較試験によれば，2 つの実薬は，同等に強い抗うつ作用と抗不安作用を示した（レベル D）（Kramer ら 1998）。P 物質受容体拮抗薬の抗うつ作用の機序は不明であるが，前臨床試験においては，モノアミン系との相互作用が，これまでの抗うつ薬にみられた相互作用と異なることが示された（Kramer ら 1998）。P 物質受容体拮抗薬が，新しいクラスの抗うつ薬または抗不安薬の代表となるという仮説を証明するためには，さらなる臨床研究が必要である（Argyropoulos と Nutt 2000）。

2.7.5　その他の新しいアプローチ

　大うつ病の薬物療法におけるその他の新しい戦略が，示唆されてはいるが，ヒトに対しては，まだ研究が行われていないか，市場に出されていないか，出版物として発表されていない（Duman 1998，Nemeroff 1998，Nestler 1998，Maubach ら 1998，Altar 1999）。これらの一部は，うつ病のより伝統的な病理学的モデルによるものであり，新しいセロトニン系またはノルアドレナリン系の受容体作動薬/拮抗薬の開発などがある〔例：選択的セロトニン（5-HT）$_{1A}$ 受容体作動薬，選択的セロトニン受容体拮抗薬／セロトニン再取り込み阻害薬；Nemeroff 1998，Maubach ら 1999〕。その他の新しい戦略は，受容体を越えた抗うつ薬を目標としており，脳誘導神経栄養因子（BDNF）系を含む，受容体後の機能〔例：細胞内メッセンジャーであるアデノシン・サイクリック・一リン酸（サイクリック・アデニル酸：cAMP）経路〕への修飾などがある（Duman ら 1997，Duman 1998，Altar 1999）。

3. 大うつ病の継続期治療

　継続治療の目的は，症状回復後の脆弱な期間における再発の可能性を減少させること（すなわち，現在のうつ病エピソードの再燃予防）である（AHCPR 1993）。継続治療期は，一般に完全寛解後6ヶ月間であると考えられている。しかし，最高で9ヶ月の継続期間を推奨している著者もいる（Reimherrら1998, Hirschfeld 2001, RushとKupfer 2001）。一般に，過去に長期のエピソードの既往歴をもつ患者では，6-9ヶ月以上の継続治療を行った方がよい（例：過去のエピソードの継続期間が15ヶ月で，現在のエピソードの継続期間が2ヶ月で，急性期治療が2ヶ月間で成功したならば，推奨される継続期治療の期間は，11ヶ月である；RushとKupfer 2001）。残遺症状（部分寛解）は，以降の早期再発の強い予測因子であるので，そのような症状が消失するまでは，治療を続けることが推奨される（Paykelら1995）。抑うつ性の残遺症状が，薬物療法のみによって改善されない場合には，精神療法を継続薬物療法に併用するとよい可能性がある（Favaら1998, RushとKupfer 2001）。また，精神病性うつ病の継続期治療は，非精神病性うつ病の治療より長くすべきである。
　継続期治療のプラセボ対照比較試験によれば，TCAによる治療を受けた群では，再発率が0-31%であったのに対して，プラセボ投与群での再発率は31-80%であった（PrienとKupfer 1986, Prien 1990）。SSRI（citalopram, fluoxetine, パロキセチン＜パキシル＞, sertraline），aminaptine, nefazodone, reboxetineによる継続期における複数の研究でも，同様の結果が得られた（Hirschfeld 2001）。後者の研究では，実薬を継続した群では7-26%しか再発しなかったのに対して，安定した後に実薬を中止した（すなわち，プラセボに切り替えられた）群では，33-56%が再発した（Hirschfeld 2001）。急性期治療において症状を軽快させたものと同じ抗うつ薬を，継続期においても，同じ服用量で継続することが推奨される（レベルA）（Thase 1999, RushとKupfer 2001）。もし，継続治療中に再発しなかった際には，特に半減期のより短いセロトニン系薬剤の場合には，抗うつ薬の段階的な中止（漸減）が推奨される（Rosenbaumら1998）。寛解の安定性を確実にするためには，漸減中と中止後ただちに，慎重に患者のモニタリングをすべきである（米国精神医学会2000）。もし，漸減により症状の再燃をきたす場合には，最初の服用量の薬剤を，再び中止を試みるまで，少なくともさらに6ヶ月間は継続すべきである。
　少数ではあるが，継続期におけるECT治療の増強戦略に関する対照比較試験がある。こ

れらの研究によれば，継続期におけるECTと抗うつ薬の併用治療は，抗うつ薬の単独治療よりも有効であることが示されている（レベルB）（Gagnéら2000）。

　さらに，急性期においてリチウム増強療法に成功した場合には，その後の継続期においても，抗うつ薬とリチウム＜リーマス＞の併用治療は，抗うつ薬とプラセボの併用治療よりも有効であることが示唆されている（Bauerら2000）。別の継続治療研究においては，ECT後のノルトリプチリン＜ノリトレン＞とリチウムの併用療法は，その後の再発に対し，プラセボとノルトリプチリンの単独治療のいずれと比較しても，きわめて有益であった（継続期における抗うつ薬とリチウムの併用は，レベルB）（Sackeimら2001）。

4. 特殊な状況下における治療

4.1 その他の精神疾患が併存しているうつ病

抑うつ症状を呈する患者または大うつ病エピソードの患者は，（気分障害以外の）他の精神医学的疾患にも罹患しやすい（AHCPR 1993）。最も頻度が高いものは，不安障害（Zinbargら 1994，Boland と Keller 2000）と物質濫用／依存（Roy ら 1991，Schuckit 1994）である。

4.1.1 不安障害

多くのうつ病患者は，不安症状を呈し，約 30％に不安障害を合併する（Wittchen ら 1999）。うつ病と不安の併存に対する効果的な治療には，両者に有効性を示した薬剤を用いることを必要とする（Bakish 1999, Schatzberg 2000）。現在，利用できる全ての SSRI（citalopram, fluoxetine，フルボキサミン＜デプロメール，ルボックス＞，パロキセチン＜パキシル＞，sertraline）は，パニック障害と広場恐怖の治療において，プラセボよりも有益であることが証明されてきた（Bakker ら 2000）。

うつ病と不安を呈する患者を治療する際には，多くの原則を心に留めておくべきである。著明な不安症状を呈している，またはパニック障害，全般性不安障害，PTSD などの不安障害を併存しているうつ病患者は，「より新しい」抗うつ薬（SSRI, venlafaxine）（レベル A）（Fawcett と Barkin 1998, Rudolph ら 1998），TCA, MAOI で効果的に治療されうるが，不安と抑うつが（薬剤の）介入に反応する前に，不安症状の一過性の悪化の原因となりうるので，薬剤は低用量（例：fluoxetine 5mg またはパロキセチン＜パキシル＞ 10mg）で開始し，治療用量に達するまでに耐性性をもつように，ゆっくりと増量すべきである。認知行動療法（CBT）もまた，不安障害の治療に，きわめて効果的であることが示されてきた。

症例によっては，ジアゼパム＜セルシン，ホリゾン＞，ロラゼパム＜ワイパックス＞，クロナゼパム＜ランドセン，リボトリール＞などのベンゾジアゼピン系抗不安薬の使用が，治療の第 1 週目の強い不安を軽減させるのに役に立つ。しかし，ベンゾジアゼピン系抗不安薬の長期投与は，鎮静をもたらし，抑うつ症状を悪化させ，不安を増強（特に短時間作用型薬

剤を使用した場合には）させ，認知障害や運動障害，精神的・身体的依存をもたらすので，絶対に行うべきではない。

強迫症状と強迫性障害（OCD）もまた，MDD患者によくみられる。クロミプラミン＜アナフラニール＞とSSRI（例：fluoxetine，パロキセチン＜パキシル＞）は，OCDとMDDの治療に有効性を示してきた（レベルA）（PigottとSeay 1999, Schatzberg 2000）。これらの薬剤は，強迫症状またはOCDを併存したうつ病患者を治療する際に推奨される（米国精神医学会 2000）。しかし，強迫症状と，併存したOCDに対するSSRIの服用量は，典型的には，うつ病に対する治療量よりも多い（2-3倍）。

4.1.2 物質濫用／依存

抑うつ症候群と物質濫用は，しばしば絡み合っている。治療にとって重要な意味を持つので，物質誘発性気分（うつ病性）障害と，物質濫用／依存を併存した原発性うつ病性障害とを区別することは必須である（米国精神医学会 1994）。物質濫用／依存患者では，気分障害と不安障害が高い率（30-60％）で併存していることを強調した調査がある。同様に，感情障害の1/3に，物質濫用／依存の既往があるという報告もある（Regierら 1993, Scottら 1998）。

4.1.2.1 物質濫用が併存した原発性気分障害

大うつ病患者は，アルコール，非合法薬物，処方薬の使用のリスクが高い（Schuckit 1994）。うつ病患者におけるそのような物質使用の存在は，うつ病治療にとって重要な意味を持つ。それは，うつ病治療への忠実さを脅かし，うつ病治療の効果を減じうる。

うつ病と物質濫用のある患者では，うつ病のみを治療するだけで十分であるということがめったにないので，両方の問題に対する治療を，しばしば必要とする。物質濫用に対する治療オプションは，さまざまである。地域における治療オプションを知り，適切な地域サービスおよび/または自助グループへ，薬物および/またはアルコールの問題を持つ人々を委託することが重要である。物質使用問題の治療に成功することにより，うつ病の症状が軽快することも時にはあるので，抗うつ薬を開始する前に，物質使用の治療を開始することは賢明である。Methadoneと抗うつ薬（例：アミトリプチリン＜トリプタノール＞）の併用による薬物動態学的相互作用は，呼吸抑制と鎮静をひきおこしうる。

4.1.2.2 物質誘発性気分障害

DSM-IV（米国精神医学会 1994）は，物質の直接の生理学的作用によると判断される，気分の著明かつ持続性の障害として，物質誘発性気分障害を定義する。そのような気分障害の持続は，アルコールまたはコカイン，アンフェタミン，ヘロインなどの非合法薬物を使用または依存している患者においては，うつ病の罹患率が増加することによって立証されている。例えば，あるメタ解析によれば，アルコール濫用／依存で入院している患者の40％は，抑うつ症候群を呈していた（BerglundとNordström 1984）。

物質誘発性うつ病は，物質が症状に関連した因果関係があると，臨床的に判断されたという事実によって，原発性大うつ病と区別される。物質誘発性うつ病が，中毒または離脱状態の間にのみ起こるのに対して，原発性大うつ病は，物質濫用の発症に先行するか，（物質を）持続的に中断している間に起こりうる（米国精神医学会 1994）。抗うつ薬治療は，重症の障害の治療にも効果的でありうるが，これらの薬物を使用する有益な点は，物質濫用に係わり続ける患者や，薬物またはアルコール依存に関連した身体合併症をもつ患者においては，副作用または有害反応の増強というリスクと釣り合わなければならない（Scott ら 1998）。効果的な心理社会的アプローチは，主に短期の，経験的に試された，認知療法などの治療が中心となる。しかし，介入を，併存患者の必要性にあわせることを確実にするようなアプローチにするためには，修飾（変方）が要求される（Scott ら 1998）。

4.2　小児と青年期におけるうつ病の治療

4.2.1　疫学，臨床的特徴，経過

思春期または青年期以前の小児期早期に，かなりの患者が大うつ病性障害の初回のエピソードを経験する（Birmaher ら 1998）。しかし，思春期前の小児の MDD（時点有病率は 1.8-2.5％）は，青年期（時点有病率は 2.9-4.7％）ほど多くはない（Brent ら 1995, Kessler ら 2001）。早期発症（18 歳未満の発症と定義される）の MDD 患者は，通常，成年期になっても同様に MDD のエピソードが続く（Birmaher ら 1996）。青年期は反復のリスクが高い時期であり，2 年以内では 40％，5 年以内では 70％の確率で，反復（再発）する（Thorpe ら 2001）。思春期前の罹患率に性差はないが，思春期後の MDD は，男性よりも女性において発病しやすい（Fleming と Offord 1990）。早期発症の MDD は，成年期における MDD とさまざまな点で類似しているが，早期発症の大うつ病は，重要な発達期における反復率の高さゆえに，感情障害のなかでも特に重症な型である。さらに，早期発症の MDD の青年は，物質濫用，双極性障害へのスイッチ，自殺のリスクの増大などのため，心理社会的にも，学業の面でも，不十分にしか発育しない（Birmaher ら 1996, Kovacs 1996）。小児期と青年期の MDD は，強迫性障害などの不安障害，破壊的行動障害，物質濫用などの，何らかの（精神）疾患をしばしば併存する。また，早期発症のうつ病は，しばしば，「青年期の適応障害」または「注意欠陥/多動性障害」（ADHD）と誤診される（Birmaher ら 1996）。

4.2.2　小児期と青年期における MDD の急性期治療

早期発症のうつ病の不十分な転帰を改善するためには，早期の発見と治療介入が重要である。抗うつ薬は，症例によっては有効でありうる。特に，重症のうつ病と精神病性の患者には推奨される（Birmaher ら 1998）。ほとんどすべての二重盲検対照比較試験において，TCA とプラセボの間で有意差を認めていない。6-18 歳の抑うつ性患者を対象とした，プラセボと三環系薬剤の経口投与による効果を比較している 12 の無作為化対照比較試験のメタ解析は，

TCA における中等度の効果のみを示唆するにとどまった（Hazell ら 2001）。すなわち，小児と青年に対する TCA（特に desipramine とイミプラミン＜トフラニール＞）の治療的な役割は，過量服薬による致死性と，突然の予期しない死亡の可能性（おそらくは心臓の伝導の問題と関連している；Wilens ら 1996），より安全かつモニタリングしやすい薬剤が利用できることを考慮して，慎重に行わなければならない（Geller ら 1999）。全てではないが，ある研究によれば，プラセボの反応率は 50-70％と高く，小児と青年は，成人よりもプラセボに反応しやすいことが示唆された。

　TCA とは対照的に，SSRI は，小児と青年に対して，プラセボと比較してより有効性をもつようである（レベル B）。SSRI の無作為化対照比較試験では，fluoxetine は 56％の反応率で，TCA は 33％の反応率で，プラセボと比較してより有用であることが示された（Emslie ら 1997）。他の無作為化対照比較試験によれば，パロキセチン＜パキシル＞は，プラセボ（55％）より反応率が高く（67％），イミプラミン＜トフラニール＞では，反応率は 58％であった（Keller ら 2001）。より新しい抗うつ薬による RCT は，まだ研究されていないが，venlafaxine（Mandoki ら 1997）と nefazodone（Goodnick ら 2000）による小規模，オープンラベル試験は，いくらか有望な結果を示している（レベル D）。

　結論として，他の抗うつ薬との直接的な比較研究によるデータは不十分であるが，SSRI は，小児と青年の薬物療法において，選択すべき抗うつ薬のようである（レベル B）。残念なことに，小児科年齢層における薬物動態学的データと SSRI 服用における組織的な安全性の研究は，ほとんどない（Leonard ら 1997）。小児には低用量の服薬で治療すべきである一方，青年に対する SSRI 推奨用量は，成人のそれと同量である。ECT は，急性に自殺の可能性が高い，または精神病性，または治療抵抗性うつ病に対して考慮されうる（Thorpe ら 2001）。早期発症で治療抵抗性うつ病患者に対する，他の戦略〔例：リチウム＜リーマス＞または甲状腺ホルモン（T_3＜サイロニン，チロナミン＞または T_4＜チラーヂン S＞）による増強〕に関するデータは非常に限られている。しかし，成人に対して推奨されているものと同じ戦略が，小児と青年に対しても用いられうる（Birmaher ら 1998）。

　小児のうつ病に対して最も有望な精神療法の介入法は，家族療法よりむしろ個人療法である（Birmaher ら 1998）。精神療法の中では，CBT（訳註：認知行動療法）と IPT（訳註：対人関係療法）が，早期発症の MDD の治療に関して，主要かつ最もエビデンスがあるアプローチである。これらの治療は，特に青年に対して効果的である（Harrington ら 1998）。CBT に関する 6 つの RCT の組織的レビューによれば，CBT は，抑うつ症状と軽症（重症ではない）うつ病患者に対して，効果的な治療であると報告されている（Harrington ら 1998）。決定的に示されているわけではないが，CBT は，予防介入としても有効でありうるという指摘もある。精神療法と薬物療法とを比較した，組織的な RCT はない（Thorpe ら 2001）。（訳註：現在，本邦においては，18 歳未満の大うつ病性障害患者に対して，パロキセチン＜パキシル＞は禁忌となっている）

4.2.3 小児と青年のMDDにおける継続期治療

うつ病の再発率は高いため，少なくとも6ヶ月間の継続療法が，全ての小児と青年の患者に対して推奨される。成人の場合と同様に，抗うつ薬は，急性期の症状を寛解させるのに用いられた用量と同じ用量で続けられるべきである。継続期の終了後，維持療法を必要としない患者に対しては，薬剤は少なくとも6週間以上かけて，段階的に中止すべきである。精神療法の併用は，患者と家族が急性期に学んだ技術を強化し，うつ病の心理社会的後遺症に対処し，効果的に環境ストレッサーに注意を向け，うつ病の再発の誘因となりうる内的葛藤を理解することを援助しうる（Birmaherら1998）。

4.3 高齢者におけるうつ病治療

高齢者のMDDは，これまで報告された以上に，一般的なものである。認知されないことと治療されないことがまた，MDDの予後を悪くしている（Coleら1999，Katona 2000，Steffensら2000）。高齢患者では，おそらく効果的かつ安全にMDDを治療することが，最も困難であろう。高齢患者では，加齢に関連した生理学的変化により，より若年の患者と比較して，薬剤の代謝と薬物動態において臨床的に有意な相違を生じる。また，高齢者は，若年の患者と比較して，複数の疾患の治療を受けており，薬力学的，薬物動態学的に重大な薬剤間相互作用を起こす可能性が高い（Preskorn 1993）。

高齢者における抗うつ薬の使用に関する，特に75歳を超える後期高齢者や，重篤な一般身体疾患の併存，痴呆，神経疾患をもつ患者に関するデータは，ほとんどない（第4.4章；Flint 1998，RooseとSuthers 1998）。高齢（55歳を超える，または60歳以上）のうつ病患者に対する，異なるクラスの抗うつ薬による3つのメタ解析の結果では，有効性または耐容性に関して，クラス間で有意差はなかった（Mittmannら1997，McCuskerら1998，Gersonら1999）。

ノルトリプチリン＜ノリトレン＞（2級アミン三環系薬剤）は，高齢者において最も組織的に研究された抗うつ薬である。ノルトリプチリンは，他の三環系抗うつ薬と比較して，特に心血管系有害事象に関連して，より耐容性が高いために選択されてきた。有効血中濃度は，70-170ng/mlである（RooseとSuthers 1998）。高齢者のうつ病治療におけるノルトリプチリンの有効性と安全性は，プラセボ対照比較試験においても，他の抗うつ薬との比較試験においても，よく確立されてきた（レベルA）（Flint 1998，RooseとSuthers 1998，Reynoldsら2001）。高齢のうつ病患者に対するSSRIの有効性と安全性は，数多くのsertraline，パロキセチン＜パキシル＞，fluoxetineに対する臨床試験で評価されてきた（レベルA）（Dunnerら1992，Tollefsonら1995，RooseとSuthers 1998，Mulsantら1999，Bondareffら2000）。Sertralineとfluoxetineとを比較した無作為化対照比較試験によれば，両薬剤は，高齢うつ病外来患者の治療効果において同等であった（Newhouseら2000）。Venlafaxineとreboxetineもまた，二重盲検比較試験によって，効果的であることが示された（Katonaら

1999, Staab と Evans 2000)（レベル B）。さらに，メタ解析によれば，高齢患者に対して，moclobemide も有効であった（レベル A）（Angst と Stabl 1992）。

より若年の成人と比較して，高齢者では，抗うつ薬治療に対する反応は，より遅く，継続期治療中の再発率がより高いという特徴をもつ可能性がある（Reynolds ら 1996）。高齢患者では，12ヶ月までの能動的な継続期治療によって，恩恵をこうむるであろうということを示唆する，dothiepin のプラセボ対照比較試験によるエビデンスがある（Old Age Depression Interest Group 1993）。

心血管系の副作用は，高齢者においては，特に懸念される。60歳以上の患者がほとんどを占める，虚血性心疾患を合併したうつ病患者の治療に対する，パロキセチンとノルトリプチリンの比較試験によれば，2つの薬剤のうつ病に対する効果は同等であったが，心臓に関する有害事象は，ノルトリプチリンで有意に高率であった（Roose ら 1998）。抗コリン性の有害事象（例：認知障害，便秘，尿閉）は，高齢者におけるもう1つの重要な問題である（表4）。高齢うつ病患者に対する臨床試験では，ノルトリプチリンは，血中抗コリン作用がパロキセチンの5倍であり，より抗コリン性の有害事象を引き起こした（Pollock ら 1998）。

さまざまなクラスの抗うつ薬は，同等の有効性をもつため，薬剤選択は，副作用を比較することにより決定される。高齢患者は，起立性低血圧が起こりやすく，その他の抗コリン性などの有害事象にもより影響されるので，一般に，SSRI とその他のより新しい抗うつ薬が，TCA よりも好まれる（レベル A）（Katona 2000）。高齢患者は，概して，より若年の成人患者よりも必要経口投与量は少ない。若年者と比較して，高齢者では，一般に，投与量の割には高い血中濃度となる（Anderson ら 2000，米国精神医学会 2000）。

4.3.1 高齢者の治療抵抗性うつ病

治療抵抗性大うつ病は，高齢うつ病患者においてよくみられる臨床的問題であり，高齢のうつ病患者の 1/3 に及ぶと報告されている。未確認の併存する一般身体疾患や精神疾患との誤診が，しばしば治療抵抗性に関与している。身体的症状や認知症状などの典型的ではない抑うつ症状と，抑うつ症状を引き起こしうる一般身体疾患の併存は，しばしばこの年齢層における抗うつ薬の反応を，正確に評価することを困難にする（Mulsant と Pollock 1998, Katona 2000）。

高齢患者においては，より若年の患者の場合と同様に，正確な抗うつ薬の選択，正確な服用，適切な治療期間が，至適治療反応を確実にする本質的な治療変数となる。高齢者の治療抵抗性うつ病に対する治療オプションには，診断の再考，至適治療，他の薬剤への切り替え，併用療法，電気けいれん療法などの治療アプローチの変更がある。リチウム増強療法を支持するデータは，若年の成人（第 2.1.9.4.1 章参照）ほどはないが，リチウムは，高齢者のうつ病治療に対して効果的な増強療法でありうる（レベル C）（Kushnir 1986, Katona と Finch 1991, Zimmer ら 1991, Uehlinger ら 1995）。しかし，高齢者におけるリチウムの使用は，クリアランスの非効率と，併用薬剤との相互作用のために，より問題となる（Sproule ら 2000）。血中リチウム濃度を 0.4-0.8 mmol/L（mEq/L）に維持することを目的とした，規則

的な臨床検査と規則的な血中濃度モニタリングは，多くの高齢者のリチウム治療を安全に維持することを可能にする（Katona と Finch 1991）．

ECT は，この年齢層では，一般身体疾患の併存，向精神薬に対する耐容性のなさ，精神病性の特徴がしばしば起こるので，高齢のうつ病患者に対する重要な治療オプションである．ECT は高齢者にも安全であり，後期高齢者（75歳以上）と前期高齢者（60-74歳）のうつ病治療に対しては，成人（59歳以下）への ECT 治療よりも有効ですらありうる（Tew ら 1999，Manly ら 2000）．ECT は，高齢者における精神病性のうつ病の治療に関しては，抗うつ薬（併用や増強計画を含めて）よりも有効であった（レベル B）（Flint と Rifat 1998）．

4.4　一般身体疾患によるうつ病

様々な非精神疾患性の身体疾患が，抑うつ症状または大うつ病エピソードを引き起こしうる．DSM-IV によれば，「一般身体疾患による気分障害（うつ病）」は，気分（抑うつ気分）における著明かつ持続性の障害が優勢であり，その障害が，一般身体疾患の直接的な生理学的因果関係をもつという既往歴，身体的検査，臨床検査値などの証拠があるときに診断される．これらには，以下のようなものがある：

- 変性性神経疾患（例：アルツハイマー病，パーキンソン病，多発性硬化症，ハンチントン舞踏病），
- 脳血管疾患（例：脳卒中），
- その他の神経疾患（例：てんかん，脳腫瘍），
- 内分泌疾患（甲状腺機能亢進症と低下症，副腎皮質機能亢進症と低下症，副甲状腺機能亢進症と低下症，糖尿病），
- 代謝疾患（例：ビタミン B12 欠乏症と葉酸欠乏症），
- 全身性自己免疫疾患（例：エリトマトーデス），
- ウイルスおよびその他の感染症（例：HIV，肝炎），
- 特定の癌（例：膵癌，肺癌）．

身体疾患（例：心筋梗塞，癌，糖尿病）の経過中のうつ病の発生率は約 25％であり，神経疾患患者では 40-50％にもなる（AHCPR 1993，Devanand ら 1996，Allain ら 2000）．CNS（訳註：中枢神経系）に直接的に影響を及ぼす身体疾患患者では，高率にうつ病となりうる（例：クッシング病患者では 60％）．うつ病の転帰は悪いことが多く，患者はしばしば悪化し，死に至ることもある．身体疾患によるうつ病性障害の誤診と未治療が，臨床現場においてしばしば起こっている（Perez-Stable ら 1990，Üstün と Sartorius 1995）．

このような症例に対する一般的な戦略は，うつ病が身体疾患にとってもその治療にとっても不必要な直接的作用となりうるので，まず身体疾患を治療することである（AHCPR 1993）．大うつ病が持続するならば，抗うつ薬による治療が必要である．しかし，大うつ病があまりにも重症であるために，抗うつ薬での治療を，身体疾患の治療中に開始すべき症例もある．反応性のうつ病性障害患者に対しては，精神療法の介入が適当なようである．

広範にわたる身体疾患を網羅した 18 の無作為化研究からなるレビューによれば，抗うつ薬による治療は，プラセボまたは未治療群のいずれと比較しても，有意にうつ病を改善させていた（レベル A）（Gill と Hatcher 2001）。癌に対する 2 つの研究を除けば，ミアンセリン＜テトラミド＞は，プラセボよりも脱落率が低かったという一連の試験結果のエビデンスには，整合性があった。身体疾患を合併しているうつ病患者の治療に対しては，有効性のデータに基づいて，ある薬剤を他の薬剤よりも推奨するという，質は高いが症例数が不十分な研究がある。抗うつ薬とその投薬量を選択する際には，抗うつ薬の副作用と薬理学的プロフィール，患者の年齢，当該抗うつ薬へのかつての反応，潜在的な薬剤間相互作用は，考慮されなければならない（AHCPR 1993）。

脳卒中後のうつ病は，おそらく最もよく研究されている疾患である。プラセボ対照比較試験によれば，脳卒中後のうつ病に対しては，ノルトリプチリン＜ノリトレン＞はプラセボよりも有効であり（レベル A）（Lipsey ら 1984，Robinson ら 2000），fluoxetine よりも優れていた（Robinson ら 2000）。Citalopram は，6 週間の脳卒中後のうつ病に対する研究において，プラセボと比較して，より効果的であった（Andersen ら 1994）。

抑うつ症状は**アルツハイマー病**によくみられるが，重症のうつ病はめったにない。抗うつ薬を用いた 4 つのプラセボ対照比較試験が，うつ病とアルツハイマー病の高齢患者に対して行われている（レベル A）。本研究のうちの 3 つが，クロミプラミン＜アナフラニール＞，citalopram，sertraline の有効性を示している（Nyth ら 1992，Petracca ら 1996，Lyketsos ら 2000）。イミプラミン＜トフラニール＞による試験では，プラセボとの間に有意差を見いだせなかった（Teri ら 1991）。比較試験においては，パロキセチン＜パキシル＞とイミプラミンのいずれもが，痴呆を合併している高齢のうつ病患者の治療に効果的であり，群間の有意差は認められなかった（Katona ら 1998）。Citalopram とミアンセリン＜テトラミド＞（Karlsson ら 2000），fluoxetine とアミトリプチリン＜トリプタノール＞（Taragano ら 1997）の比較においても，同等の有効性が認められた。一般に，SSRI に対する反応率は，痴呆とうつ病を合併している患者では，痴呆を合併していないうつ病患者と比較して低い（Enns ら 2001 によるレビュー）。

抗うつ薬が，**パーキンソン病（PD）**におけるうつ病の治療に効果的でありうることを，オープンラベル試験が示唆している。症例報告によれば，SSRI は潜在的に PD の運動症状を悪化させうるとしているが，この作用は，今日までに行われた小規模のオープンラベル試験では確認されていない（レベル C）（Zesiewicz ら 1999）。うつ病を併存した PD に対しては，SSRI（sertraline，パロキセチン＜パキシル＞）と moclobemide が，第 1 選択薬として推奨されてきた（Allain ら 2000）。抗パーキンソン病薬のセレギリン＜エフピー＞と SSRI の組合せは，患者がセロトニン症候群を呈するリスクを増大させる。妄想や認知障害を引き起こしうるため，TCA は高齢 PD 患者には推奨されない（Allain ら 2000）。

薬剤間相互作用を考慮することは，非向精神薬を服用している併存疾患を合併するうつ病患者を治療する際に重要である（第 2.1.8 章；Kent 2000）。

4.5 妊娠中と授乳中のうつ病の治療

　出産年齢の女性（生涯危険率の 10-25％）と，妊婦（約 9％）は，うつ病になりやすいにもかかわらず，患者と医師への妊娠中の治療に関する情報は不足している（レベル C）(Wisner ら 2000, Altshuler ら 2001)。妊娠中に発症する大うつ病性障害は，治療的に困難な問題である（米国精神医学会 2000）。3 つの主なリスクが，妊娠中の薬剤使用に関連する：1) 催奇形性，2) 周産期の症候群（新生児毒性），3) 出産後の行動性の続発症である。若干の催奇形性をもつ気分安定薬（リチウム＜リーマス＞，カルバマゼピン＜テグレトール＞，バルプロ酸＜デパケン，ハイセレニン，バレリン＞）とは対照的に，抗うつ薬（TCA, SSRI）は器官発育不全を起こすリスクを増大させないようである（Altshuler ら 1996, 2001）。TCA と SSRI は，子宮内の死亡または主な先天性欠損のリスクを増大させなかった（Wisner ら 1999）。第 3 トリメスター（訳註：妊娠期の最後の 3 ヶ月間）に，母親が fluoxetine を服用していた乳児の出生時体重の減少が，1 つの試験によって同定された（Chambers ら 1996）。母親が妊娠中に，TCA または fluoxetine を服用していた小児の（神経）発達は，対照群のそれと差がなかった（Nulman と Koren 1996, Nulman ら 1997）。薬剤の直接効果と一時的な離脱症状（例：神経過敏，頻呼吸）は，母親が出産直前に抗うつ薬で治療されていた一部の乳児で認めた（Wisner ら 1999）。妊娠中の抗うつ薬の服用は，多くの臨床的シチュエーションにおいて適当であり，薬剤の中断による再発のリスクと出生前の曝露のリスクを秤にかけて熟慮すべきである〔リスク / ベネフィット（危険性 / 有益性）意思決定〕。精神療法と ECT は，重要な治療選択肢として考慮すべきである。同定されたリスク（例：体重増加の欠如）をもった患者に対する頻回のモニタリングと介入が，推奨される（Wisner ら 1999）。

　出産後，多くの女性は，気分障害の発病または再発の高いリスクを抱えている。「産褥期（分娩後）のブルース」〔訳註：マタニティ・ブルー（ス）〕とよばれる，7-10 日に及ぶ一過性の抑うつ症候群は，大うつ病性障害の診断基準を満たさず，薬物療法を必要としない（米国精神医学会 2000）。「産褥期（分娩後の）うつ病」という用語は，分娩後 4 週間以内に起こる大うつ病エピソードをさす。分娩後の最初の週には，母親の 10-15％に，うつ病が一貫して発生していることを示した研究がある（Hoffbrand ら 2001）。MDD の既往歴をもつ女性の，産褥期におけるうつ病エピソードの発症リスクは 25-50％ である。

　抗うつ薬による治療を必要とする多くの女性は，乳児を母乳で育てたがるが，最近のいくつかの研究によれば，抗うつ薬は，授乳中でも問題なく用いることができる（レベル C）(Wisner ら 1996, Hoffbrand ら 2001, Burt ら 2001)。向精神薬が投与される際には，乳児の睡眠，授乳パターン，行動の変化が，母親によって毎日モニタリングされるべきである。何らかの懸念がある場合には，母親は医師に警告すべきである。小児科医が，母乳を通した向精神薬への乳児の暴露を知っていること（母親が情報の共有に同意すると仮定すれば）もまた，重要である。授乳中の女性に関して，最も詳細に調べられている薬剤は，パロキセチン＜パキシル＞，sertraline, fluoxetine, クロミプラミン＜アナフラニール＞，ノルトリプ

チリン＜ノリトレン＞である（Stowe ら 2000, Hendrick ら 2001）。

開示記載：本 WFSBP ガイドラインの製作には，いかなる商業的な財政援助も受けなかった。

文　献

Adli M, Berghöfer A, Linden M, Helmchen H, Müller - Oerlinghausen B, Mackert A, Stamm T, Bauer M (2002) Effectiveness and feasibility of a standardized stepwise drug treatment algorithm for inpatients with depressive disorders - results of a two - year observational study. J Clin Psychiatry, In Press.

AHCPR (Agency for Health Care Policy and Research) (1993) Depression Guidelines Panel. Depression in Primary Care: Clinical Practice Guideline No. 5. AHCPR pub. No. 93- 0550. Rockville, MD.

AHCPR (Agency for Health Care Policy and Research) (1999) Evidence Report on Treatment of Depression: Newer Pharmacotherapies. San Antonio Evidence-Based Practice Center. Washington, DC, AHCPR, Evidence-Based Practice Centers. AHCPR pub. No. 99-E014.

Allain H, Schuck S, Mauduit N (2000) Depression in Parkinson's disease. BMJ 320: 1287-1288.

Altar CA (1999) Neurotrophins and depression. Trends Pharmacol Sci 20: 59-61.

Altshuler LL, Cohen L, Szuba MP, Burt VK, Gitlin M, Mintz J (1996) Pharmacologic management of psychiatric illness during pregnancy: dilemmas and guidelines. Am J Psychiatry 153: 592-606.

Altshuler LL, Cohen LS, Moline ML, Kahn DA, Carpenter D, Docherty JP, and The Expert Consensus Panel for Depression in Women (2001) The Expert consensus guideline series: treatment of depression in women. Postgrad Med Special Report. 2001 (March): 1-116.

American Academy of Child and Adolescent Psychiatry (米国小児青年期精神医学会) (1998) Practice parameters for the assessment and treatment of children and adolescents with depressive disorders. J Am Acad Child Adolesc Psychiatry 37 (suppl): 63S-83S.

American Psychiatric Association (米国精神医学会) (1994) Diagnostic and statistical manual of mental disorders, 4th revision (DSM-IV). American Psychiatric Press,

Washington DC.

American Psychiatric Association(米国精神医学会)(2000) Practice guideline for the treatment of patients with major depressive disorder (revision). Am J Psychiatry 157 (April 2000 suppl): 1-45.

American Psychiatric Association Task Force on Electroconvulsive Therapy(米国精神医学会ＥＣＴ特別委員会)(1990) The Practice of Electroconvulsive Therapy: Recommendations for Treatment, Training, and Privileging. Washington, DC: AP Press.

Amsterdam JD (1991) (ed.) Advances in Neuropsychiatry and Psychopharmacology, Vol 2: Refractory Depression. Raven Press, New York.

Amsterdam JD, Hornig-Rohan M (1996) Treatment algorithms in treatment-resistant depression. Psychiatr Clin North Am 19: 371-386.

Amsterdam JD, Maislin G, Potter L (1994) Fluoxetine efficacy in treatment resistant depression. Prog Neuropsychopharmacol Biol Psychiatry 18: 243-261.

Andersen G, Vestergaard K, Lauritzen L (1994) Effective treatment of poststroke depression with the selective serotonin reuptake inhibitor citalopram. Stroke 25: 1099-1104.

Anderson IM (2000) Selective serotonin reuptake inhibitors versus tricyclic antidepressants: a meta-analysis of efficacy and tolerability. J Affect Disord 58: 19-36.

Anderson IM (2001) Meta-analytical studies on new antidepressants. Br Med Bull 57: 161-78.

Anderson IM, Nutt DJ, Deakin JF (2000) Evidence-based guidelines for treating depressive disorders with antidepressants: a revision of the 1993 British Association for Psychopharmacology guidelines. British Association for Psychopharmacology. J Psychopharmacol 14: 3-20.

Angst J (1986) The course of affective disorders. Psychopathology 19 (suppl 2): 47-52.

Angst J (1999a) Major depression in 1998: are we providing optimal therapy? J Clin Psychiatry 60 (suppl 6): 5-9.

Angst J (1999b) Suicide risk in patients with major depressive disorder. J Clin Psychiatry 60 (suppl 2): 57-62.

Angst J, Preisig M (1995) Course of a clinical cohort of unipolar, bipolar and schizoaffectivepatients. Results of a prospective study from 1959 to 1985. Schweiz Arch Neurol Psychiatr 146: 5-16.

Angst J, Stabl M (1992) Efficacy of moclobemide in different patient groups: a meta-analysis of studies. Psychopharmacology (Berl) 106 (suppl):S109-S113.

Appleby L (1992) Suicide in psychiatric patients: risk and prevention. Br J Psychiatry 161: 749-758.

Argyropoulos SV, Nutt DJ (2000) Substance P antagonists : novel agents in the treatment of depression. Expert Opin Investig Drugs 9: 1871-1875.

Aronson R, Offman HJ, Joffe RT, Naylor D (1996) Triiodothyronine augmentation in the treatment of refractory depression. A meta-analysis. Arch Gen Psychiatry. 53: 842-848.

Artigas F, Romero L, de Montigny C, Blier P (1996) Acceleration of the effect of selected antidepressant drugs in major depression by 5-HT1A antagonists. Trends Neurosci 19: 378-383.

Ayuso Gutierrez JL, Alino JJ (1971) Tryptophan and an MAOI (nialamide) in the treatment of depression. A double-blind study. Int Pharmacopsychiatry 6: 92-97

Bakish D (1999) The patient with comorbid depression and anxiety: the unmet need. J Clin Psychiatry 60 (suppl) 6: 20-24.

Bakker A, van Balkom AJ, van Dyck R (2000) Selective serotonin reuptake inhibitors in the treatment of panic disorder and agoraphobia. Int Clin Psychopharmacol 15 (suppl 2): S25-30.

Barbui C, Hotopf M (2001) Amitriptyline v. the rest: still the leading antidepressant after 40 years of randomised controlled trials. Br J Psychiatry 178: 129-144.

Barden N, Reul JM, Holsboer F (1995) Do antidepressants stabilize mood through actions on the hypothalamic-pituitary-adrenocortical system? Trends Neurosci 18: 6-11.

Bauer M, Hellweg R, Gräf KJ, Baumgartner A (1998) Treatment of refractory depression with high-dose thyroxine. Neuropsychopharmacology 18: 444-455.

Bauer M, Döpfmer S (1999) Lithium augmentation in treatment-resistant depression - A meta-analysis of placebo-controlled studies. J Clin Psychopharmacol 19: 427-434.

Bauer M, Bschor T, Kunz D, Berghöfer A, Ströhle S, Müller-Oerlinghausen B (2000) Double-blind, placebo-controlled trial of the use of lithium to augment antidepressant medication in continuation treatment of unipolar major depression. Am J Psychiatry 157: 1429-1435.

Bauer M, Helmchen H (2000) General principles of the treatment of depressive and manic disorders. In: Helmchen H, Henn F, Lauter H, Sartorius N (eds.) Contemporary Psychiatry. Vol. 3. Springer, Heidelberg, pp 305-316.

Bauer M, Whybrow PC (2001) Thyroid hormone, neural tissue and mood modulation. World J Biol Psychiatry 2: 57-67.

Bauer M, Whybrow PC, Angst J, Versiani M, Möller HJ, WFSBP Task Force on Unipolar Depressive Disorders (2002) World Federation of Societies of Biological Psychiatry (WFSBP) guidelines for biological treatment of unipolar depressive disorders, Part 2: Maintenance treatment of major depressive disorder and treatment of chronic depressive disorders and subthreshold depressions. World J Biol Psychiatry 3: 67-84.

Baumann P (1996) Pharmacokinetic - pharmacodynamic relationship of the selective serotonin reuptake inhibitors. Clin Pharmacokinet 31: 444-469.

Baumann P, Nil R, Souche A, Montaldi S, Baettig D, Lambert S, Uehlinger C, Kasas A, Amey M, Jonzier - Perey M (1996) A double - blind, placebo-controlled study of citalopram with and without lithium in the treatment of therapy - resistant depressive patients : A clinical, pharmacokinetic, and pharmacogenetic investigation. J Clin Psychopharmacol 16: 307-314.

Bech P, Rafaelsen OJ (1986) The melancholia scale: development, consistency, validity and utility. In Sartorius N, Ban TA (eds.) Assessment of Depression. Springer, Berlin Heidelberg, pp 259-269.

Bech P, Cialdella P, Haugh MC, Birkett MA, Hours A, Boissel JP, Tollefson GD (2000) Meta-analysis of randomised controlled trials of fluoxetine v. placebo and tricyclic antidepressants in the short-term treatment of major depression. Br J Psychiatry 176: 421-428.

Beck AT, Rush AJ, Shaw BF, Emery G (1979) Cognitive therapy of depression. New York, Guilford.

Bellack AS, Hersen M (1983) A comparison of social-skills training, pharmacotherapy, and psychotherapy for depression. Behav Res Ther 21: 101-107.

Benkert O, Hippius H (2000) Kompendium der Psychiatrischen Pharmakotherapie.2. überarbeitete Auflage. Springer, Berlin Heidelberg.

Berglund M, Nordström G (1984) Mood disorders in alcoholism. Curr Opinion Psychiatry 2: 428-433.

Berman RM, Narasimhan M, Sanacora G, Miano AP, Hoffman RE, Hu XS, Charney DS, Boutros NN (2000) A randomized clinical trial of repetitive transcranial magnetic stimulation in the treatment of major depression. Biol Psychiatry 47: 332-337.

Bertilsson L, Dahl ML, Tybring G (1997) Pharmacogenetics of antidepressants: clinical aspects. Acta Psychiatr Scand 391 (suppl): 14-21.

Bezchlibnyk - Butler K Z, Jeffries J J (1996) Clinical Handbook of Psychotropic Drugs.Hogrefe & Huber Publishers, Seattle.

Birmaher B, Ryan ND, Williamson DE, Brent DA, Kaufman J, Dahl RE, Perel J, Nelson B (1996) Childhood and adolescent depression: a review of the past 10 years. Part I. J Am Acad Child Adolesc Psychiatry 35: 1427-1439.

Birmaher B, Brent DA, Benson RS (1998) Summary of the practice parameters for the assessment and treatment of children and adolescents with depressive disorders. American Academy of Child and Adolescent Psychiatry. J Am Acad Child Adolesc

Psychiatry 37: 1234-1238.

Blackburn IM, Moore RG (1997) Controlled acute and follow-up trial of cognitive therapy and pharmacotherapy in out-patients with recurrent depression. Br J Psychiatry 171: 328-334.

Blumenthal JA, Babyak MA, Moore KA, Craighead WE, Herman S, Khatri P, Waugh R, Napolitano MA, Forman LM, Appelbaum M, Doraiswamy PM, Krishnan KR (1999) Effects of exercise training on older patients with major depression. Arch Intern Med 159: 2349-2356.

Blumenthal S J (1990) Youth suicide: risk factors, assessment, and treatment of adolescent and young adult suicidal patients. Psychiatr Clin North Am 13: 511-556.

Boland RJ, Keller MB (2000) Other affective disorders. In: Helmchen H, Henn F, Lauter H, Sartorius N (eds.) Contemporary Psychiatry. Vol. 3. Springer, Heidelberg, pp 217-230.

Bondareff W, Alpert M, Friedhoff A J, Richter E, Clary C M Batzar E (2000) Comparison of sertraline and nortriptyline in the treatment of major depressive disorder in late life. Am J Psychiatry 157: 729-736.

Booth B M, Zhang M, Rost KM, Clardy JA, Smith LG, Smith GR (1997) Measuring outcomes and costs for major depression. Psychopharmacol Bull 33: 653-658.

Bostwick JM, Pankratz VS (2000) Affective disorders and suicide risk: a reexamination. Am J Psychiatry 157: 1925-1932.

Boukoms A, Mangini L (1993) Pergolide: an antidepressant adjuvant for mood disorders? Psychopharmacol Bull 29: 207-211.

Bourgon LN, Kellner CH (2000) Relapse of depression after ECT: a review. J ECT 16: 19-31.

Brent DA, Ryan N, Dahl R, Birmaher (1995) Early-onset mood disorder. In: Bloom FE, Kupfer DJ, eds. Psychopharmacology: The Fourth Generation of Progress. New York: Raven Press, pp 1631-1642.

Brøsen K (1996) Drug-metabolizing enzymes and therapeutic drug monitoring in psychiatry. Ther Drug Monit 18: 393-396.

Brøsen K (1998) Differences in interactions of SSRIs. Int Clin Psychopharmacol 13 (suppl 5): S45-S47.

Brunello N, Burrows GD, Jönsson CPB, Judd LL, Kasper S, Keller MB, Kupfer DJ, Lecrubier Y, Mendlewicz J, Montgomery SA, Nemeroff CB, Preskorn S, Racagni G, Rush AJ (1995) Critical issues in the treatment of affective disorders. Depression 3: 187-198.

Burrows GD, Norman TR (1999) Treatment-resistant unipolar depression. In: Lader M,

Naber D (eds.) Difficult Clinical Problems in Psychiatry. Martin Dunitz Ltd, London, S. 57-75.

Burt VK, Suri R, Altshuler LL, Stowe ZN, Hendrick V, Muntean E (2001) The use of psychotropic medications during breast-feeding. Am J Psychiatry 158: 1001-1009.

Byerley WF, Judd LL, Reimherr FW, Grosser BI (1987) 5-Hydroxytryptophan: a review of its antidepressant efficacy and adverse effects. J Clin Psychopharmacol 7: 127-137.

CANMAT (Canadian Psychiatric Association and the Canadian Network for Mood and Anxiety Treatments) (2000) Clinical Guidelines for the Treatment of Depressive Disorders. Can J Psychiatry 46 (suppl 1): 1S-90S.

Carpenter LL, Jocic Z, Hall JM, Rasmussen SA, Price L H (1999) Mirtazapine augmentation in the treatment of refractory depression. J Clin Psychiatry 60: 45-49.

Chambers CD, Johnson KA, Dick LM, Felix RJ, Jones KL (1996) Birth outcomes in pregnant women taking fluoxetine. N Engl J Med 335: 1010-1015.

Chiba K, Kobayashi K (2000) Antidepressants. In: Levy RH, Thummel KE, Trager WF, Hansten PD, Eichelbaum M (eds.) Metabolic Drug Interactions. Lippincott Williams & Wilkins, Philadelphia, pp 233-243.

Cole MG, Bellavance F, Asmaâ M (1999) Prognosis of depression in elderly community and primary care populations: a systematic review and meta-analysis. Am J Psychiatry 156: 1182-1189.

Coppen A, Shaw DM, Farrell JP (1963) Potentiation of antidepressive effect of a monoamine-oxidase inhibitor by tryptophan. Lancet 1: 79-81.

Coppen A, Shaw DM, Herzberg B, Maggs R (1967) Tryptophan in the treatment of depression. 2: 1178-1180.

Coryell W (2000) Augmentation strategies for inadequate antidepressant response: a review of placebo-controlled studies. Ann Clin Psychiatry 12: 141-146.

Crismon ML, Trivedi M, Pigott TA, Rush AJ, Hirschfeld RM, Kahn DA, DeBattista C, Nelson JC, Nierenberg AA, Sackeim HA, Thase ME (1999) The Texas Medication Algorithm Project: report of the Texas Consensus Conference Panel on Medication Treatment of Major Depressive Disorder. J Clin Psychiatry 60: 142-156.

Dam J, Ryde L, Svejso J, Lauge N, Lauritsen B, Bech P (1998) Morning fluoxetine plus evening mianserin versus morning fluoxetine plus evening placebo in the acute treatment of major depression. Pharmacopsychiatry 31: 48-54.

Danish University Antidepressant Group (1986) Citalopram: clinical effect profile in comparison with clomipramine. A controlled multicenter study. Psychopharmacology (Berl) 90: 131-138.

Danish University Antidepressant Group (1993) Moclobemide: a reversible MAO-A-inhibitor showing weaker antidepressant effect than clomipramine in a controlled multicenter study. J Affect Disord 28: 105-116.

Danish University Antidepressant Group (1999) Paroxetine: a selective serotonin reuptake inhibitor showing better tolerance, but weaker antidepressant effect than clomipramine in a controlled multicenter study. J Affect Disord 18: 289-299.

Datto CJ (2000) Side effects of electroconvulsive therapy. Depress Anxiety 12:130-134.

Davidson JR (2001) Pharmacotherapy of generalized anxiety disorder. J Clin Psychiatry 62 (suppl 11): 46-50.

De Jonghe F, Kool S, van Aalst G, Dekker J, Peen J (2001) Combining psychotherapy and antidepressants in the treatment of depression. J Affect Disord 64: 217-229.

DeRubeis RJ, Gelfand LA, Tang TZ, Simons AD (1999) Medications versus cognitive behavior therapy for severely depressed outpatients: mega-analysis of four randomized comparisons. Am J Psychiatry 156: 1007-1013.

Deutsche Gesellschaft für Psychiatrie, Psychotherapie und Nervenheilkunde, DGPPN (2000) Praxisleitlinien in Psychiatrie und Psychotherapie (Gaebel W, Falkai P, Redaktion) Band 5. Behandlungsleitlinie Affektive Erkrankungen. Steinkopff, Darmstadt.

Devanand DP, Dwork AJ, Hutchinson ER, Bolwig TG, Sackeim HA (1994) Does ECT alter brain structure? Am J Psychiatry 151: 957-970.

Devanand DP, Sano M, Tang MX, Taylor S, Gurland BJ, Wilder D, Stern Y, Mayeux R (1996) Depressed mood and the incidence of Alzheimer's disease in the elderly living in the community. Arch Gen Psychiatry 53: 175-182.

Dietrich DE, Emrich HM (1998) The use of anticonvulsants to augment antidepressant medication. J Clin Psychiatry 59 (suppl 5): 51-58.

DiMatteo MR, Lepper HS, Crogan TW (2000) Depression is a risk factor for noncompliance with medical treatment: meta-analysis of the effects of anxiety and depression on patient adherence. Arch Intern Med 160: 2001-2007.

Dimeo F, Bauer M, Varahram I, Proest G, Halter U (2001) Benefits from aerobic exercise in patients with major depression: a pilot study. Brit J Sports Med 35: 114-117.

Dobson KS (1989) A metaanalysis of the efficacy of cognitive therapy for depression. J Consult Clin Psychol 57: 414-419.

Duman RS, Heninger GR, Nestler EJ (1997) A molecular and cellular theory of depression. Arch Gen Psychiatry 54:607-608.

Duman RS (1998) Novel therapeutic approaches beyond the serotonin receptor. Biol Psychiatry 44:324-335.

Dunner DL, Cohn JB, Walshe T 3rd, Cohn CK, Feighner JP, Fieve RR, Halikas JP,

Hartford JT, Hearst ED, Settle EC Jr (1992) Two combined, multicenter double-blind studies of paroxetine and doxepine in geriatric patients with major depression. J Clin Psychiatry 53 (suppl): 57-60.

Eastman CI, Young MA, Fogg LF, Liu L, Meaden PM (1998) Bright light treatment of winter depression: a placebo-controlled trial. Arch Gen Psychiatry 55: 883-889.

Edwards JG, Anderson I (1999) Systematic review and guide to selection of selective serotonin reuptake inhibitors. Drugs 57: 507-533.

Einarson TR, Arikian SR, Casciano J, Doyle JJ (1999) Comparison of extended-release venlafaxine, selective serotonin reuptake inhibitors, and tricyclic antidepressants in the treatment of depression: a meta-analysis of randomized controlled trials. Clin Ther 21: 296-308.

Elkin I, Shea MT, Watkins JT, Imber SD, Sotsky SM, Collins JF, Glass DR, Pilkonis PA, Leber WR, Docherty JP, Fiester SJ, Parloff MB (1989) NIMH Treatment of Depression Collaborative Research Program: general effectiveness of treatments. Arch Gen Psychiatry 46: 971-982.

Emslie GJ, Rush AJ, Weinberg WA, Kowatch RA, Hughes CW, Carmody T, Rintelmann J (1997) A double-blind, randomized, placebo-controlled trial of fluoxetine in children and adolescents with depression. Arch Gen Psychiatry 54: 1031-1037.

Enns M W, Swenson J R, McIntyre RS, Swinson RP, Kennedy SH (2001) Clinical guidelines for the treatment of depressive disorders. VII. Comorbidity. Can J Psychiatry 46 (suppl 1): 77S-90S.

Entsuah AR, Rudolph RL, Chitra R (1995) Effectiveness of venlafaxine treatment in a broad spectrum of depressed patients: a meta-analysis. Psychopharmacol Bull 31: 759-766.

Fava GA, Rafanelli C, Grandi S, Conti S, Belluardo P (1998) Prevention of recurrent depression with cognitive behavioral therapy: preliminary findings. Arch Gen Psychiatry 55: 816-820.

Fava M, Kendler KS (2000) Major depressive disorder. Neuron 28: 335-341.

Fawcett J, Barkin RL (1998) A meta-analysis of eight randomized, double-blind, controlled clinical trials of mirtazapine for the treatment of patients with major depression and symptoms of anxiety. J Clin Psychiatry 59: 123-127.

Feighner JP (1999) Mechanism of action of antidepressant medications. J Clin Psychiatry 60 (suppl 4): 4-11.

Ferguson JM (2001) The effects of antidepressants on sexual functioning in depressed patients: a review. J Clin Psychiatry 62 (suppl 3): 22-34.

Ferreri M, Lavergne F, Berlin I, Payan C, Puech AJ (2001) Benefits from mianserin augmentation of fluoxetine in patients with major depression non-responders to fluoxetine alone. Acta Psychiatr Scand 103: 66-72.

Fink M (2001) Convulsive therapy: a review of the first 55 years. J Affect Disord 63: 1-15.

Fleming JE, Offord DR (1990) Epidemiology of childhood depressive disorders: a critical review. J Am Acad Child Adolesc Psychiatry 29: 571-580.

Flint AJ (1998) Choosing appropriate antidepressant therapy in the elderly. A risk-benefit assessment of available agents. Drugs Aging 13: 269-280.

Flint AJ, Rifat SL (1998) The treatment of psychotic depression in later life: a comparison of pharmacotherapy and ECT. Int J Geriatr Psychiatry 13: 23-28.

Frank E, Kupfer DJ (1990) Axis II personality disorders and personality features in treatment-resistant and refractory depression. In: Roose SP, Glassman AH (eds.) Treatment Strategies for Refractory Depression. American Psychiatric Press, pp 207-221.

Frank E, Prien RF, Jarrett RB, Keller MB, Kupfer DJ, Lavori PW, Rush AJ, Weissmann MM (1991) Conceptualization and rationale for consensus definitions of terms in major depressive disorder. Arch Gen Psychiatry 48: 851-855.

Frank E, Thase ME, Spanier C, Cyranowski JM, Siegel L (2000) Psychotherapy of affective disorders. In: Helmchen H, Henn F, Lauter H, Sartorius N (eds.) Contemporary Psychiatry. Vol. 3. Springer, Heidelberg, pp 348-363.

Furukawa T, Streiner DL, Young LT (2001) Antidepressant plus benzodiazepine for major depression (Cochrane Review). In: The Cochrane Library, Issue 1, 2001. Oxford: Update Software.

Gaffan EA, Tsaousis I, Kemp-Wheeler SM (1995) Researcher allegiance and meta-analysis: the case of cognitive therapy for depression. J Consult Clin Psychol 63: 966-980.

Gagné GG Jr, Furman MJ, Carpenter LL, Price LH (2000) Efficacy of continuation ECT and antidepressant drugs compared to long-term antidepressants alone in depressed patients. Am J Psychiatry 157: 1960-1965.

Geddes JR, Freemantle N, Mason J, Eccles MP, Boynton J (2001) Selective serotonin reuptake inhibitors (SSRIs) for depression (Cochrane Review). In: The Cochrane Library, Issue 3, Oxford: Update Software.

Geller B, Reising D, Leonard HL, Riddle MA, Walsh BT (1999) Critical review of tricyclic antidepressant use in children and adolescents. J Am Acad Child Adolesc Psychiatry 38: 513-516.

George MS, Wassermann EM, Kimbrell TA, Little JT, Williams WE, Danielson AL, Greenberg BD, Hallett M, Post RM (1997) Mood improvement following daily left prefrontal repetitive transcranial magnetic stimulation in patients with depression: a placebo-controlled crossover trial. Am J Psychiatry 154: 1752-1756.

George MS, Lisanby SH, Sackeim HA (1999) Transcranial magnetic stimulation: applications in neuropsychiatry. Arch Gen Psychiatry 56: 300-311.

George MS, Sackeim HA, Rush AJ, Marangell LB, Nahas Z, Husain MM, Lisanby S, Burt T, Goldman J, Ballenger JC (2000) Vagus nerve stimulation: a new tool for brain research and therapy. Biol Psychiatry 47: 287-295.

Gerson S, Belin TR, Kaufman A, Mintz J, Jarvik L (1999) Pharmacological and psychological treatments for depressed older patients: a meta-analysis and overview of recent findings. Harv Rev Psychiatry 7: 1-28.

Gilbert DA, Altshuler KZ, Rago WV, Shon SP, Crismon ML, Toprac MG, Rush AJ (1998) Texas medication algorithm project: definitions, rationale, and methods to develop medication algorithms. J Clin Psychiatry 59: 345-351.

Gill D, Hatcher S (2001) Antidepressants for depression in people with physical illness (Cochrane Review). In: The Cochrane Library, Issue 1, 2001. Oxford: Update Software.

Glassman AH, Platman SR (1969) Potentiation of a monoamine oxidase inhibitor by tryptophan. J Psychiatr Res 7: 83-88.

Glogauen V, Cottraux J, Cucherat M, Blackburn IM (1998) A metaanalysis of the effects of cognitive therapy in depressed patients. J Affect Disord 49: 59-72.

Goodnick PJ, Jorge CA, Hunter T, Kumar AM (2000) Nefazodone treatment of adolescent depression: an open-label study of response and biochemistry. Ann Clin Psychiatry 12: 97-100.

Greenberg PE, Stiglin LE, Finkelstein SN, Berndt ER (1993) The economic burden of depression in 1990. J Clin Psychiatry 54: 405-418.

Guscott R, Grof P (1991) The clinical meaning of refractory depression: a review for the clinician. Am J Psychiatry 148: 695-704.

Guy W (1976) ECDEU Assessment Manual for Psychopharmacology. US Dept Health, Education, and Welfare publication (ADM) 76-338. Rockville, MD: National Institute of Mental Health 218-222.

Hamilton M (1960) A rating scale for depression. J Neurol Neurosurg Psychiatry 23: 56-62.

Harrington R, Whittaker J, Shoebridge P (1998) Psychological treatment of depression in children and adolescents. A review of treatment research. Br J Psychiatry 173:291-298.

Hawley CJ, Pattinson HA, Quick SJ, Echlin D, Smith V, McPhee S, Sivakumaran T (1998) A protocol for the pharmacologic treatment of major depression. A field test of a potential prototype. J Affect Disord 47: 87-96.

Hazell P, O'Connell D, Heathcote D, Henry D (2001) Tricyclics in child and adolescent depression (Cochrane Review). In: The Cochrane Library, Issue 3. Oxford: Update Software.

Hendrick V, Fukuchi A, Altshuler LL, Widawsky M, Wertheimer A, Brunhuber M (2001) Use of sertraline, paroxetine and fluvoxamine by nursing women. Br J Psychiatry 179: 163-166.

Hiemke C, Härtter S (2000) Pharmacokinetics of selective serotonin reuptake inhibitors. Pharmacol Ther 85: 11-28.

Hirschfeld RM, Montgomery SA, Keller MB, Kasper S, Schatzberg AF, Möller HJ, Healy D, Baldwin D, Humble M, Versiani M, Montenegro R, Bourgeois M (2000) Social functioning in depression: a review. J Clin Psychiatry 61: 268-275.

Hirschfeld RM (2001) Clinical importance of lon-term antidepressant treatment. Br J Psychiatry 179 (suppl 42): s4-s8.

Hoffbrand S, Howard L, Crawley H (2001) Antidepressant treatment for post-natal depression (Cochrane Review). In: The Cochrane Library, Issue 3. Oxford: Update Software.

Hollon SD, DeRubeis RJ, Evans MD, Wiener MJ, Garvey MJ, Grove WM, Tuason VB (1992) Cognitive therapy and pharmacotherapy for depression. Arch Gen Psychiatry 49: 774-781.

Holsboer F (2000) The corticosteroid receptor hypothesis of depression. Neuropsycho-pharmacology 23: 477-501.

Holsboer F (2001) Stress, hypercortisolism and corticosteroid receptors in depression: implications for therapy. J Affect Disord 62: 77-91.

Hotopf M, Hardy R, Lewis G (1997) Discontinuation rates of SSRIs and tricyclic antidepressants: a meta-analysis and investigation of heterogeneity. Br J Psychiatry 170: 120-127.

Inoue T, Tsuchiya K, Miura J, Sakakibara S, Denda K, Kasahara T, Koyama T (1996) Bromocriptine treatment of tricyclic and heterocyclic antidepressant-resistant depression. Biol Psychiatry 40: 151-153.

Jarrett RB, Rush AJ (1994) Short term psychotherapy of depressive disorders: current status and future directions. Psychiatry 57: 115-132.

Jarrett RB, Kraft D, Doyle J, Foster BM, Eaves GG, Silver PC (2001) Preventing recurrent depression using cognitive therapy with and without a continuation phase: a randomized clinical trial. Arch Gen Psychiatry 58: 381-388.

Joffe RT, Singer W, Levitt AJ, MacDonald C (1993) A placebo-controlled comparison of lithium and triiodothyronine augmentation of tricyclic antidepressants in unipolar refractory depression. Arch Gen Psychiatry 50: 387-393.

Judd LL, Akiskal HS, Maser JD, Zeller PJ, Endicott J, Coryell W, Paulus MP, Kunovac

JL, Leon AC, Mueller TI, Rice JA, Keller MB (1998) A prospective 12-year study of subsyndromal and syndromal depressive symptoms in unipolar major depressive disorders. Arch Gen Psychiatry 55: 694-700.

Judd LL, Akiskal HS, Zeller PJ, Paulus M, Leon AC, Maser JD, Endicott J, Coryell W, Kunovac JL, Mueller TI, Rice JP, Keller MB (2000a) Psychosocial disability during the long-term course of unipolar major depressive disorder. Arch Gen Psychiatry 57: 375-380.

Judd LL, Paulus MJ, Schettler PJ, Akiskal HS, Endicott J, Leon AC, Maser JD, Mueller T, Solomon DA, Keller MB (2000b) Does incomplete recovery from first lifetime major depressive episode herald a chronic course of illness? Am J Psychiatry 157: 1501-1504.

Karlsson I, Godderis J, Augusto De Mendonca Lima C, Nygaard H, Simanyi M, Taal M, Eglin M (2000) A randomised, double-blind comparison of the efficacy and safety of citalopram compared to mianserin in elderly, depressed patients with or without mild to moderate dementia. Int J Geriatr Psychiatry 15: 295-305.

Kasper S (1997) Efficacy of antidepressants in the treatment of severe depression: the place of mirtazapine. J Clin Psychopharmacol 17 (suppl 1): 19S-28S.

Kasper S, Wehr TA, Bartko JJ, Gaist PA, Rosenthal NE (1989) Epidemiological findings of seasonal changes in mood and behavior. A telephone survey of Montgomery County, Maryland. Arch Gen Psychiatry 46: 823-833.

Katon W, Von Korff M, Lin E, Walker E, Simon GE, Bush T, Robinson P, Russo J (1995) Collaborative management to achieve treatment guidelines. Impact on depression in primary care. JAMA 273: 1026-1031.

Katona CL (2000) Managing depression and anxiety in the elderly patient. Eur Neuropsychopharmacol 10 (suppl 4): S427-S432.

Katona CL, Finch EJL (1991) Lithium augmentation for refractory depression in old age. In: Amsterdam JD (ed.) Advances in Neuropsychiatry and Psychopharmacology, Vol 2: Refractory Depression. Raven Press, New York, pp 177-184.

Katona CL, Abou-Saleh MT, Harrison DA, Nairac BA, Edwards DRL, Lock T, Burns RA, Robertson MM (1995) Placebo-controlled trial of lithium augmentation of fluoxetine and lofepramine. Br J Psychiatry 166: 80-86.

Katona CL, Hunter BN, Bray J (1998) A double-blind comparison of the efficacy and safely of paroxetine and imipramine in the treatment of depression with dementia. Int J Geriatr Psychiatry 13: 100-108.

Katona CL, Bercoff E, Chiu E, Tack P, Versiani M, Woelk H (1999) Reboxetine versus imipramine in the treatment of elderly patients with depressive disorders: a double-blind randomised trial. J Affect Disord 55: 203-213.

Keller MB, Lavori PW, Rice J, Coryell W, Hirschfeld RMA (1986) The persistent risk of chronicity in recurrent episodes of nonbipolar major depressive disorder: a prospective follow-up. Am J Psychiatry 143: 24-28.

Keller MB, McCullough JP, Klein DN, Arnow B, Dunner DL, Gelenberg AJ, Markowitz JC, Nemeroff CB, Russell JM, Thase ME, Trivedi MH, Zajecka J (2000) A comparison of nefazodone, the cognitive behavioral-analysis system of psychotherapy, and their combination for the treatment of chronic depression. N Engl J Med 342: 1462-1470.

Keller MB, Ryan ND, Strober M, Klein RG, Kutcher SP, Birmaher B, Hagino OR, Koplewicz H, Carlson GA, Clarke GN, Emslie GJ, Feinberg D, Geller B, Kusumakar V, Papatheodorou G, Sack WH, Sweeney M, Wagner KD, Weller EB, Winters NC, Oakes R, McCafferty JP (2001) Efficacy of paroxetine in the treatment of adolescent major depression: a randomized, controlled trial. J Am Acad Child Adolesc Psychiatry 40: 762-772.

Kennedy SH, Lam RW, Cohen NL, Ravindran AV, and the CANMAT Depression Work Group (2001) Clinical guidelines for the treatment of depressive disorders. IV. Medications and other biological treatments. Can J Psychiatry 2001 46 (suppl 1): 38S-58S.

Kent JM (2000) SNaRIs, NaSSAs, and NaRIs: new agents for the treatment of depression. Lancet 355: 911-918.

Kessler RC, McGonagle KA, Zhao S, Nelson CB, Hughes M, Eshleman S, Wittchen HU, Kendler KS (1994) Lifetime and 12-month prevalence of DSM-III-R psychiatric disorders in the United States. Arch Gen Psychiatry 51: 8-19.

Kessler RC, Avenevoli S, Ries Merikangas K (2001) Mood disorders in children and adolescents: an epidemiologic perspective. Biol Psychiatry 49: 1002-1014.

Khan A, Warner HA, Brown WA (2000) Symptom reduction and suicide risk in patients treated with placebo in antidepressant clinical trials: an analysis of the Food and Drug Administration database. Arch Gen Psychiatry 57: 311-317.

Kim HL, Streltzer J, Goebert D (1999) St. John's wort for depression: a meta-analysis of well-defined clinical trials. J Nerv Ment Dis 187: 532-538.

Klein E, Kreinin I, Chistyakov A, Koren D, Mecz L, Marmur S, Ben-Shachar D, Feinsod M (1999) Therapeutic efficacy of right prefrontal slow repetitive transcranial magnetic stimulation in major depression: a double-blind controlled study. Arch Gen Psychiatry 56: 315-320.

Klerman GL, Weissmann MM, Rounsaville BJ, Chevron ES (1984) Interpersonal psychotherapy of depression. New York, Basic Books.

Klerman GL, Weissman MM (1992) The course, morbidity, and costs of depression. Arch Gen Psychiatry 49: 831-834.

Koran LM, Gelenberg AJ, Kornstein SG, Howland RH, Friedman RA, DeBattista C, Klein D, Kocsis JH, Schatzberg AF, Thase ME, Rush AJ, Hirschfeld RM, LaVange LM, Keller MB (2001) Sertraline versus imipramine to prevent relapse in chronic depression. J Affect Disord 65: 27-36.

Kovacs M (1996) Presentation and course of major depressive disorder during childhood and later years of the life span. J Am Acad Child Adolesc Psychiatry 35: 705-715.

Kramer MS, Cutler N, Feighner J, Shrivastava R, Carman J, Sramek JJ, Reines SA, Liu G, Snavely D, Wyatt-Knowles E, Hale JJ, Mills SG, MacCoss M, Swain CJ, Harrison T, Hill RG, Hefti F, Scolnick EM, Cascieri MA, Chicchi GG, Sadowski S, Williams AR, Hewson L, Smith D, Carlson EJ, Hargreaves RJ, Rupniak NMJ (1998) Distinct mechanism for antidepressant activity by blockade of central substance P receptors. Science 281: 1640-1645.

Kuhs H, Tölle R (1991) Sleep deprivation therapy. Biol Psychiatry 29: 1129-1148.

Kuhs H, Farber D, Borgstadt S, Mrosek S, Tolle R (1996) Amitriptyline in combination with repeated late sleep deprivation versus amitriptyline alone in major depression. A randomised study. J Affect Disord 37: 31-41.

Kupfer DJ (1993) Managment of recurrent depression. J Clin Psychiatry 54 (suppl 2):29-33.

Kushnir SL (1986) Lithium-antidepressant combinations in the treatment of depressed, physically ill geriatric patients. Am J Psychiatry 143: 378-379.

Lam RW, Gorman CP, Michalon M, Steiner M, Levitt AJ, Corral MR, Watson GD, Morehouse RL, Tam W, Joffe RT (1995) Multicenter, placebo-controlled study of fluoxetine in seasonal affective disorder. Am J Psychiatry 152: 1765-1770.

Lam RW, Levitt AJ (1999) (eds.) Canadian Consensus Guidelines for the Treatment of Seasonal Affective Disorder. Clinical & Academic Publishing, Vancouver, BC, Canada.

Landén M, Björling G, Ågren H, Fahlén T (1998) A randomized, double-blind, placebo-controlled trial of buspirone in combination with an SSRI in patients with treatment-refractory depression. J Clin Psychiatry 59: 664-668.

Lauritzen L, Odgaard K, Clemmesen L, Lunde M, Ohrstrom J, Black C, Bech P (1996) Relapse prevention by means of paroxetine in ECT-treated patients with major depression: a comparison with imipramine and placebo in medium-term continuation therapy. Acta Psychiatr Scand 94: 241-251.

Lawlor DA, Hopker SW (2001) The effectiveness of exercise as an intervention in the management of depression: systematic review and meta-regression analysis of randomised controlled trials. BMJ 322 763-767.

Lee TM, Chan CC (1999) Dose-response relationship of phototherapy for seasonal affective disorder: a meta-analysis. Acta Psychiatr Scand 99: 315-323.

Leonard BE (1995) Mechanisms of action of antidepressants. CNS Drugs 4 (suppl 1):1-12.

Leonard HL, March J, Rickler KC, Allen AJ (1997) Pharmacology of the selective serotonin reuptake inhibitors in children and adolescents. J Am Acad Child Adolesc Psychiatry 36: 725-736.

Lewinsohn PM, Clarke G (1984) Group treatment of depressed individuals. The coping with depression course. Advances in Behavioral Research and Therapy. 6: 99-114.

Lewy AJ, Bauer VK, Cutler NL, Sack RL, Ahmed S, Thomas KH, Blood ML, Jackson JM (1998) Morning vs evening light treatment of patients with winter depression. Arch Gen Psychiatry 55: 890-896.

Linde K, Mulrow CD (2001) St. John's wort for depression (Cochrane Review). In: The Cochrane Library, 1. Oxford: Update Software.

Lipsey JR, Robinson RG, Pearlson GD, Rao K, Price TR (1984) Nortriptyline treatment of post-stroke depression: a double-blind study. Lancet 1: 297-300.

Loo C, Mitchell P, Sachdev P, McDarmont B, Parker G, Gandevia S (1999) Double-blind controlled investigation of transcranial magnetic stimulation for the treatment of resistant major depression. Am J Psychiatry 156: 946-948.

Lotufo-Neto F, Trivedi M, Thase ME (1999) Meta-analysis of the reversible inhibitors of monoamine oxidase type A moclobemide and brofaromine for the treatment of depression. Neuropsychopharmacology 20: 226-247.

Løvlie R, Daly AK, Matre GE, Molven A, Steen VM (2001) Polymorphisms in CYP2D6 duplication-negative individuals with ultrarapid metabolizer phenotype: a role for the CYP2D6*35 allele in ultrarapid metabolism? Pharmacogenetics 11: 2001-2007.

Lundmark J, Bengtsson F, Nordin C, Reis M, Walinder J (2000) Therapeutic drug monitoring of selective serotonin reuptake inhibitors influences clinical dosing strategies and reduces drug costs in depressed elderly patients. Acta Psychiatr Scand 101: 354-359.

Lyketsos CG, Sheppard JM, Steele CD, Kopunek S, Steinberg M, Baker AS, Brandt J, Rabins PV (2000) Randomized, placebo-controlled, double-blind clinical trial of sertraline in the treatment of depression complicating Alzheimer's disease: initial results from the Depression in Alzheimer's Disease study. Am J Psychiatry 157: 1686-1689.

Mace S, Taylor D (2000) Selective serotonin reuptake inhibitors: a review of efficacy and tolerability in depression. Expert Opin Pharmacother 1: 917-933.

Maes M, Vandoolaeghe E, Desnyder R (1996) Efficacy of treatment with trazodone in combination with pindolol or fluoxetine in major depression. J Affect Disord 41: 201-210.

Maier W, Schwab S, Rietschel M (2000) Genetics of Affective Disorders. In: Helmchen H, Henn F, Lauter H, Sartorius N (eds.) Contemporary Psychiatry. Vol. 3. Springer, Heidelberg, pp 243-266.

Mandoki MW, Tapia MR, Tapia MA, Sumner GS, Parker JL (1997) Venlafaxine in the treatment of children and adolescents with major depression. Psychopharmacol Bull 33: 149-154.

Manly DT, Oakley SP Jr, Bloch RM (2000) Electroconvulsive therapy in old-old patients. Am J Geriatr Psychiatry 8: 232-236.

Maubach KA, Rupniak NM, Kramer MS, Hill RG (1999) Novel strategies for pharmacotherapy of depression. Curr Opin Chem Biol 3: 481-488.

McCullough JP (2000) Treatment for Chronic Depression: Cognitive Behavioral Analysis System of Psychotherapy. New York, Guilford Press.

McCusker J, Cole M, Keller E, Bellavance F, Berard A (1998) Effectiveness of treatments of depression in older ambulatory patients. Arch Intern Med 158:705-712.

McNamara B, Ray JL, Arthurs J, Boniface S (2001) Transcranial magnetic stimulation for depression and other psychiatric disorders. Psychol Med 31: 1141-1146.

Mendels J, Stinnett JL, Burns D, Frazer A (1975) Amine precursors and depression. Arch Gen Psychiatry 32: 22-30.

Michalets EL (1998) Update: clinically significant cytochrome P-450 drug interactions. Pharmacotherapy 18: 84-112.

Mintz J, Mintz LI, Arruda MJ, Hwang SS (1992) Treatments of depression and functional capacity to work. Arch Gen Psychiatry 49: 761-768.

Mittmann N, Herrmann N, Einarson TR, Busto UE, Lanctot KL, Liu BA, Shulman KI, Silver IL, Narango CA, Shear NH (1997) The efficacy, safety and tolerability of antidepressants in late life depression: a meta-analysis. J Affect Disord 46: 191-217.

Möller HJ (1994) Non-response to antidepressants: risk factors and therapeutic possibilities. Int Clin Psychopharmacol 9 (suppl 2): 17-23.

Möller HJ (2000) Are all antidepressants the same? J Clin Psychiatry 61 (suppl 6): 24-8.

Möller HJ, Fuger J, Kasper S (1994) Efficacy of new generation antidepressants: meta-analysis of imipramine-controlled studies. Pharmacopsychiatry 27: 215-223.

Montejo A L, Llorca G, Izquierdo JA, Rico-Villademoros F (2001) Incidence of sexual dysfunction associated with antidepressant agents: a prospective multicenter study of 1022 outpatients. Spanish Working Group for the Study of Psychotropic-Related Sexual Dysfunction. J Clin Psychiatry 62 (suppl 3): 10-

21.

Montgomery SA, Åsberg M (1979) A new depression scale designed to be sensitive to change. Br J Psychiatry 134: 382-389.

Montgomery SA (1991) Selectivity of antidepressants and resistant depression. In: Amsterdam JD (ed.) Advances in Neuropsychiatry and Psychopharmacology, Vol 2: Refractory Depression. Raven Press, New York, pp 93-104.

Montgomery SA (1999) New developments in the treatment of depression. J Clin Psychiatry 60 (suppl 14): 10-15.

Mueller TI, Leon AC, Keller MB, Solomon DA, Endicott J, Coryell W, Warshaw M, Maser JD (1999) Recurrence after recovery from major depressive disorder during 15 years of observational follow-up. Am J Psychiatry 156: 1000-1006.

Mulsant BH, Pollock BG (1998) Treatment-resistant depression in late life. J Geriatr Psychiatry Neurol 11: 186-193.

Mulsant BH, Pollock BG, Nebes RD, Miller MD, Little JT, Stack J, Houck PR, Bensasi S, Mazumdar S, Reynolds CF 3rd (1999) A double-blind randomized comparison of nortriptyline and paroxetine in the treatment of late-life depression: 6-week outcome. J Clin Psychiatry 60 (suppl 20): 16-20.

Murphy BE (1997) Antiglucocorticoid therapies in major depression: a review. Psychoneuroendocrinology 22 (suppl 1): S125-S132.

Murray CJL, Lopez AD (1997a) Global mortality, disability, and the contribution of risk factors: Global Burden of Disease Study. Lancet 349: 1436-1342.

Murray CJL, Lopez AD (1997b) Alternative projections of mortality and disability by cause 1990-2020: Global Burden of Disease Study. Lancet 349: 1498-1504.

Mynors-Wallis LM, Gath DH, Day A, Baker F (2000) Randomised controlled trial of problem solving treatment, antidepressant medication, and combined treatment for major depression in primary care. BMJ 320:26-30.

Nelson JC (1998) Treatment of antidepressant nonresponders: augmentation or switch? J Clin Psychiatry 59 (suppl 15): 35-41.

Nelson J, Chouinard G (1999) Guidelines for the clinical use of benzodiazepines: pharmacokinetics, dependency, rebound and withdrawal. Canadian Society for Clinical Pharmacology. Can J Clin Pharmacol 6: 69-83.

Nemeroff CB (1996-97) Augmentation strategies in patients with refractory depression. Depress Anxiety 4: 169-181.

Nemeroff CB (1998) Psychopharmacology of affective disorders in the 21st century. Biol Psychiatry 44: 517-525.

Nemeroff CB, Widerlov E, Bissette G, Walleus H, Karlsson I, Eklund K, Kilts CD, Loosen PT, Vale W (1984) Elevated concentrations of CSF corticotropin-releasing factor-like immunoreactivity in depressed patients. Science 226: 1342-1344.

Nestler EJ (1998) Antidepressant treatments in the 21st century. Biol Psychiatry 44:526-533.

Newhouse PA, Krishnan KR, Doraiswamy PM, Richter EM, Batzar ED, Clary CM (2000) A double-blind comparison of sertraline and fluoxetine in depressed elderly outpatients. J Clin Psychiatry 61: 559-568.

Nezu AM (1986) Efficacy of social problem solving therapy for unipolar depression. J Consult Clin Psychol 54: 196-202.

Nierenberg AA, Amsterdam JD (1990) Treatment-resistant depression: definition and treatment approaches. J Clin Psychiatry 51 (suppl 6): 39-47.

Nierenberg AA, McLean NE, Alpert JE, Worthington JJ, Rosenbaum JF, Fava M (1995) Early nonresponse to fluoxetine as a predictor of poor 8-week outcome. Am J Psychiatry 152: 1500-1503.

Nierenberg A A, Alpert J E, Pava J, Rosenbaum J F, Fava M (1998a) Course and treatment of atypical depression. J Clin Psychiatry 59 (suppl 18): 5-9.

Nierenberg A A, Dougherty D, Rosenbaum J F (1998b) Dopaminergic agents and stimulants as antidepressant augmentation strategies. J Clin Psychiatry 59(suppl 5): 60-63.

Nobler MS, Sackeim HA (2000) Electroconvulsive therapy. In: Helmchen H, Henn F, Lauter H, Sartorius N (eds.) Contemporary Psychiatry. Vol. 3. Springer, Heidelberg, pp 425-434.

Nolen WA, Zohar J, Roose SP, Amsterdam JD (eds.) (1994) Refractory Depression: Current Strategies and Future Directions. J. Wiley & Sons, Chichester.

Nordstrom P, Asberg M, Aberg-Wistedt A, Nordin C (1995a) Attempted suicide predicts suicide risk in mood disorders. Acta Psychiatr Scand 92: 345-350.

Nordstrom P, Samuelsson M, Asberg M (1995b) Survival analysis of suicide risk after attempted suicide. Acta Psychiatr Scand 91: 336-340.

Nulman I, Koren G (1996) The safety of fluoxetine during pregnancy and lactation. Teratology 53: 304-308.

Nulman I, Rovet J, Stewart DE, Wolpin J, Gardner HA, Theis JG, Kulin N, Koren G (1997) Neurodevelopment of children exposed in utero to antidepressant drugs. N Engl J Med 336: 258-262.

Nyth AL, Gottfries CG, Lyby K, Smedegaard-Andersen L, Gylding-Sabroe J, Kristensen M, Refsum HE, Ofsti E, Eriksson S, Syversen S (1992) A controlled multicenter clinical study of citalopram and placebo in elderly depressed patients with and without concomitant dementia. Acta Psychiatr Scand 86: 138-145.

Old Age Depression Interest Group (1993) How long should the elderly take antidepressants ? A double blind placebo controlled study of continuation / prophylaxis therapy with dothiepin. Br J Psychiatry 162: 175-182.

Ostroff RB, Nelson JC (1999) Risperidone augmentation of selective serotonin reuptake inhibitors in major depression. J Clin Psychiatry 60: 256-259.

Owens MJ, Nemeroff CB (1999) Corticotropin-releasing factor antagonists in affective disorders. Expert Opin Investig Drugs 8: 1849-1858.

Pascual-Leone A, Rubio B, Pallardo F, Catala MD (1996) Rapid-rate transcranial magnetic stimulation of left dorsolateral prefrontal cortex in drug-resistant depression. Lancet 348: 233-237.

Paykel ES (1994) Epidemiology of refractory depression. In: Nolen WA, Zohar J, Roose SP, Amsterdam JD (eds.) Refractory Depression: Current Strategies and Future Directions. J. Wiley & Sons, Chichester, pp 3-17.

Paykel ES, Hollyman JA, Freeling P, Sedgwick P (1988) Predictors of therapeutic benefit from amitriptyline in mild depression: a general practice placebo-controlled trial. J Affect Disord 14: 83-95.

Paykel ES, Ramana R, Cooper Z, Hayhurst H, Kerr J, Barocka A (1995) Residual symptoms after partial remission: an important outcome in depression. Psychol Med 25: 1171-1180.

Paykel ES, Scott J, Teasdale JD, Johnson AL, Garland A, Moore R, Jenaway A, Cornwall PL, Hayhurst H, Abbott R, Pope M (1999) Prevention of relapse in residual depression by cognitive therapy. Arch Gen Psychiatry 56: 829-835.

Peretti S, Judge R, Hindmarch I (2000) Safety and tolerability considerations: tricyclic antidepressants vs. selective serotonin reuptake inhibitors. Acta Psychiatr Scand 403 (suppl 2000): 17-25.

Perez V, Soler J, Puigdemont D, Alvarez E, Artigas F (1999) A double-blind, randomized, placebo-controlled trial of pindolol augmentation in depressive patients resistant to serotonin reuptake inhibitors. Grup de Recerca en Trastorns Afectius. Arch Gen Psychiatry 56: 375-379.

Perez-Stable EJ, Miranda J, Munoz R, Ying Y (1990) Depression in medical outpatients: underrecognition and misdiagnosis. Arch Int Med 150: 1083-1088.

Perry PJ (1996) Pharmacotherapy for major depression with melancholic features: relative efficacy of tricyclic versus selective serotonin reuptake inhibitor antidepressants. J Affect Disord 39: 1-6.

Perry PJ, Zeilmann C, Arndt S (1994) Tricyclic antidepressant concentrations in plasma: an estimate of their sensitivity and specificity as a predictor of response. J Clin Psychopharmacol 14: 230-240.

Petracca G, Teson A, Chemerinski E, Leiguarda R, Starkstein SE (1996) A double - blind placebo - controlled study of clomipramine in depressed patients with Alzheimer's disease. J Neuropsychiatry Clin Neurosci 8: 270-275.

Picinelli M, Gomez Homen F (1997) Gender differences in the epidemiology of affective disorders and schizophrenia. World Health Organization, Geneva, Switzerland.

Pigott TA, Seay SM (1999) A review of the efficacy of selective serotonin reuptake inhibitors in obsessive-compulsive disorder. J Clin Psychiatry 60: 101-106.

Pollock BG, Mulsant BH, Nebes R, Kirshner MA, Begley AE, Mazumdar S, Reynolds CF 3rd (1998) Serum anticholinergicity in elderly depressed patients treated with paroxetine or nortriptyline. Am J Psychiatry 155: 1110-1112.

Potter WZ, Schmidt ME (1997) Treatment of major depression: selection of initial drug. In: Rush AJ (ed.) Mood Disorders. Systematic Medication Management. Mod Probl Pharmacopsychiatry 25: 1-16.

Preskorn SH (1993) Recent pharmacologic advances in antidepressant therapy for the elderly. Am J Med 94 (suppl 5A): 2S-12S.

Preskorn SH, Fast GA (1991) Therapeutic drug monitoring for antidepressants: efficacy, safety, and cost effectiveness. J Clin Psychiatry 52 (suppl): 23-33.

Prien RF (1990) Efficacy of continuation drug therapy of depression and anxiety: issues and methodologies. J Clin Psychopharmacol 10: 86S-90S.

Prien RF, Kupfer DJ (1986) Continuation drug therapy for major depressive episodes: How long should it be maintained? Am J Psychiatry 143: 18-23.

Quitkin FM, Harrison W, Stewart JW, McGrath PJ, Tricamo E, Ocepek-Welikson K, Rabkin JG, Wager SG, Nunes E, Klein DF (1991) Response to phenelzine and imipramine in placebo nonresponders with atypical depression. A new application of the crossover design. Arch Gen Psychiatry 48: 319-323.

Rasmussen BB, Brøsen K (2000) Is therapeutic drug monitoring a case for optimizing clinical outcome and avoiding interactions of the selective serotonin reuptake inhibitors? Ther Drug Monit 22: 143-154.

Regier DA, Narrow WE, Rae DS, Manderscheid RW, Locke BZ, Goodwin FK (1993) The de facto US mental and addictive disorders service system. Epidemiologic catchment area prospective 1-year prevalence rates of disorders and services. Arch Gen Psychiatry 50: 85-94.

Rehm LP (1979) Behavior Therapy for Depression. New York, Academic Press.

Reilly JG, Ayis SA, Ferrier IN, Jones SJ, Thomas SH (2000) QTc-interval abnormalities and psychotropic drug therapy in psychiatric patients. Lancet 355: 1048-1052.

Reimherr FW, Amsterdam JD, Quitkin FM, Rosenbaum JF, Fava M, Zajecka J, Beasley CM Jr, Michelson D, Roback P, Sundell K (1998) Optimal length of continuation therapy in depression: a prospective assessment during long-term fluoxetine treatment. Am J Psychiatry 155: 1247-1253.

Reynolds CF 3rd, Frank E, Kupfer DJ, Thase ME, Perel JM, Mazumdar S, Houck PR (1996) Treatment outcome in recurrent major depression: a post hoc comparison of elderly ("young old") and midlife patients. Am J Psychiatry 153: 1288-1292.

Reynolds CF 3rd, Alexopoulos GS, Katz IR, Lebowitz BD (2001) Chronic depression in the elderly: approaches for prevention. Drugs Aging 18: 507-514.

Richelson E (1994) The pharmacology of antidepressants at the synapse: focus on newer compounds. J Clin Psychiatry 55 (suppl A): 34-9.

Richelson E (2001) Pharmacology of antidepressants. Mayo Clin Proc 76: 511-527.

Riemann D, Konig A, Hohagen F, Kiemen A, Voderholzer U, Backhaus J, Bunz J, Wesiack B, Hermle L, Berger M (1999) How to preserve the antidepressive effect of sleep deprivation: A comparison of sleep phase advance and sleep phase delay. Eur Arch Psychiatry Clin Neurosci 249: 231-237.

Robinson RG, Schultz SK, Castillo C, Kopel T, Kosier JT, Newman RM, Curdue K, Petracca G, Starkstein SE (2000) Nortriptyline versus fluoxetine in the treatment of depression and in short-term recovery after stroke: a placebo-controlled, double-blind study. Am J Psychiatry 157: 351-359.

Roose SP, Suthers KM (1998) Antidepressant response in late-life depression. J Clin Psychiatry 59 (suppl 10): 4-8.

Roose SP, Laghrissi-Thode F, Kennedy JS, Nelson JC, Bigger JT Jr, Pollock BG, Gaffney A, Narayan M, Finkel MS, McCafferty J, Gergel I (1998) Comparison of paroxetine and nortriptyline in depressed patients with ischemic heart disease. JAMA 279: 287-291.

Rosen LN, Targum SD, Terman M, Bryant MJ, Hoffman H, Kasper SF, Hamovit JR, Docherty JP, Welch B, Rosenthal NE (1990) Prevalence of seasonal affective disorder at four latitudes. Psychiatry Res 31: 131-144.

Rosenbaum JF, Fava M, Hoog SL, Ascroft RC, Krebs WB (1998) Selective serotonin reuptake inhibitor discontinuation syndrome: a randomized clinical trial. Biol Psychiatry 44: 77- 87.

Rosenthal NE, Sack DA, Gillin JC, Lewy AJ, Goodwin FK, Davenport Y, Mueller PS, Newsome DA, Wehr TA (1984) Seasonal affective disorder. A description of the syndrome and preliminary findings with light therapy. Arch Gen Psychiatry 41: 72-80.

Rothschild AJ, Samson JA, Bessette MP, Carter-Campbell JT (1993) Efficacy of the combination of fluoxetine and perphenazine in the treatment of psychotic depression. J Clin Psychiatry 54: 338-342.

Roy A, DeJong J, Lamparski D, George T, Linnoila M (1991) Depression among alcoholics. Relationship to clinical and cerebrospinal fluid variables. Arch Gen Psychiatry 48: 428-432.

Rudolph RL, Entsuah R, Chitra R (1998) A meta-analysis of the effects of venlafaxine on anxiety associated with depression. J Clin Psychopharmacol 18: 136-144.

Ruhrmann S, Kasper S, Hawellek B, Martinez B, Hoflich G, Nickelsen T, Möller HJ (1998) Effects of fluoxetine versus bright light in the treatment of seasonal affective disorder. Psychol Med 28: 923-933.

Rush AJ, Crismon ML. Toprac MG, Trivedi MH, Rago WV, Shon SP, Altshuler KZ (1998) Consensus guidelines in the treatment of major depressive disorder. J Clin Psychiatry 59 (suppl 20): 73-84.

Rush AJ, Kupfer DJ (2001) Strategies and tactics in the treatment of depression. In: Gabbard GO (ed.) Treatment of Psychiatric Disorders. Third Edition. American Psychiatric Publishing, Inc. Washington, DC, pp 1417-1439.

Rush AJ, Thase ME (1999) Psychotherapies for depressive disorders. In: Maj M, Sartorius N (eds.) WPA Series. Evidence and Experience in Psychiatry. Volume 1 - Depressive Disorders. John Wiley & Sons, Ltd., Chichester, UK, pp 161-206.

Rush AJ, Rago WV, Crismon ML, Toprac MG, Shon SP, Suppes T, Miller AL, Trivedi MH, Swann AC, Biggs MM, Shores-Wilson K, Kashner TM, Pigott T, Chiles JA, Gilbert DA, Altshuler KZ (1999) Medication treatment for the severely and persistently ill: the Texas medication algorithm project. J Clin Psychiatry 60: 284-291.

Rush AJ, George MS, Sackeim HA, Marangell LB, Husain MM, Giller C, Nahas Z, Haines S, Simpson RK Jr, Goodman R (2000) Vagus nerve stimulation (VNS) for treatment-resistant depressions: a multicenter study. Biol Psychiatry 47: 276-286.

Sackeim HA, Decina P, Portnoy S, Neeley P, Malitz S (1987) Studies of dosage, seizure threshold, and seizure duration in ECT. Biol Psychiatry 22: 249-68.

Sackeim HA, Prudic J, Devanand DP, Kiersky JE, Fitzsimons L, Moody BJ, McElhiney MC, Coleman EA, Settembrino JM (1993) Effects of stimulus intensity and electrode placement on the efficacy and cognitive effects of electroconvulsive therapy. N Engl J Med 328: 839-846.

Sackeim HA, Haskett RF, Mulsant BH, Thase ME, Mann JJ, Pettinati HM, Greenberg RM, Crowe RR, Cooper TB, Prudic J (2001) Continuation pharmacotherapy in the prevention of relapse following electroconvulsive therapy: a randomized controlled trial. JAMA 285: 1299-1307.

Schatzberg AF (2000) New indications for antidepressants. J Clin Psychiatry 61 (suppl 11):9-17.

Schuckit MA (1994) Alcohol and depression: a clinical perspective. Acta Psychiatr Scand

377 (suppl): 28-32.

Schulberg HC, Block MR; Madonia MJ, Scott CP, Rodriguez E, Imber SD, Perel J, Lave J, Houck PR, Coulehan JL (1996) Treating major depression in primary care practice: eight month clinical outcomes. Arch Gen Psychiatry 53: 913-919

Scott J (1988) Chronic depression. Br J Psychiatry 153: 287-297.

Scott J, Gilvarry E, Farrell M (1998) Managing anxiety and depression in alcohol and drug dependence. Addict Behav 23: 919-931.

Scott J, Teasdale JD, Paykel ES, Johnson AL, Abbott R, Hayhurst H, Moore R, Garland A (2000) Effects of cognitive therapy on psychological symptoms and social functioning in residual depression. Br J Psychiatry 177: 440-446.

Segal ZV, Kennedy SH, Cohen NL and the CANMAT Depression Work Group (2001) Clinical guidelines for the treatment of depressive disorders. V. Combining psychotherapy and pharmacotherapy. Can J Psychiatry 46 (suppl 1): 59S-62S.

Shaw K, Turner J, Del Mar C (2001) Tryptophan and 5-Hydroxytryptophan for Depression (Cochrane Review). In: The Cochrane Library, Issue 3, Oxford: Update Software.

Shekelle PG, Woolf SH, Eccles M, Grimshaw J (1999) Developing guidelines. BMJ 318: 593-596.

Shelton RC, Keller MB, Gelenberg A, Dunner DL, Hirschfeld R, Thase ME, Russell J, Lydiard RB, Crits-Cristoph P, Gallop R, Todd L, Hellerstein D, Goodnick P, Keitner G, Stahl SM, Halbreich U (2001a) Effectiveness of St. John's Wort in major depression. A randomized controlled trial. JAMA 285: 1978-1986.

Shelton RC, Tollefson GD, Tohen M, Stahl S, Gannon KS, Jacobs TG, Buras WR, Bymaster FP, Zhang W, Spencer KA, Feldman PD, Meltzer HY (2001b) A novel augmentation strategy for treating resistant major depression. Am J Psychiatry 158: 131-134.

Sherwin BB (1991) Estrogen and refractory depression. In: Amsterdam JD (ed.) Advances in Neuropsychiatry and Psychopharmacology, Vol 2: Refractory Depression. Raven Press, New York, pp 209-218.

Shores MM, Pascualy M, Veith RC (1998) Depression and Heart Disease: Treatment Trials. Semin Clin Neuropsychiatry 3: 87-101.

Simon GE, VonKorff M, Heiligenstein JH, Revicki DA, Grothaus L, Katon W, Wagner EH (1996) Initial antidepressant choice in primary care. Effectiveness and cost of fluoxetine versus tricyclic antidepressants. JAMA 1897-1902.

Solomon DA, Keller MB, Leon AC, Mueller TI, Shea MT, Warshaw M, Maser JD, Coryell W, Endicott J (1997) Recovery from major depression. A 10-year prospective follow-up across multiple episodes. Arch Gen Psychiatry 54: 1001-1006.

Spiker DG, Weiss JC, Dealy RS, Griffin SJ, Hanin I, Neil JF, Perel JM, Rossi AJ, Soloff PH (1985) The pharmacological treatment of delusional depression. Am J Psychiatry 142: 430-436.

Sproule BA, Hardy BG, Shulman KI (2000) Differential pharmacokinetics of lithium in elderly patients. Drugs Aging 16: 165-177.

Staab JP, Evans DL (2000) Efficacy of venlafaxine in geriatric depression. Depress Anxiety 12 (suppl 1): 63-68.

Stahl SM (2000) Placebo-controlled comparison of the selective serotonin reuptake inhibitors citalopram and sertraline. Biol Psychiatry 48: 894-901.

Steffens DC, Skoog I, Norton MC, Hart AD, Tschanz JT, Plassman BL, Wyse BW, Welsh-Bohmer KA, Breitner JC (2000) Prevalence of depression and its treatment in an elderly population: the Cache County study. Arch Gen Psychiatry 57: 601-607.

Steimer W, Muller B, Leucht S, Kissling W (2001) Pharmacogenetics: a new diagnostic tool in the management of antidepressive drug therapy. Clin Chim Acta 308: 33-41.

Sternbach H (1995) The serotonin syndrome. Am J Psychiatry 148: 705-713.

Storosum JG, Elferink AJ, van Zwieten BJ, van den Brink W, Gersons BP, van Strik R, Broekmans AW (2001) Short-term efficacy of tricyclic antidepressants revisited: a meta-analytic study. Eur Neuropsychopharmacol 11: 173-180.

Stowe ZN, Cohen LS, Hostetter A, Ritchie JC, Owens MJ, Nemeroff CB (2000) Paroxetine in human breast milk and nursing infants. Am J Psychiatry 157: 185-189.

Sullivan PF, Neale MC, Kendler KS (2000) Genetic epidemiology of major depression: review and meta-analysis. Am J Psychiatry 157: 1552-1562.

Tanaka E, Hisawa S (1999) Clinically significant pharmacokinetic drug interactions with psychoactive drugs: antidepressants and antipsychotics and the cytochrome P450 system. J Clin Pharm Ther 24: 7-16.

Taragano FE, Lyketsos CG, Mangone CA, Allegri RF, Comesana-Diaz E (1997) A double-blind, randomized, fixed-dose trial of fluoxetine vs. amitriptyline in the treatment of major depression complicating Alzheimer's disease. Psychosomatics 38: 246-252.

Teri L, Reifler BV, Veith RC, Barnes R, White E, McLean P, Raskind M (1991) Imipramine in the treatment of depressed Alzheimer's patients: impact on cognition. J Gerontol 46: P372-P377.

Terman M, Terman JS, Ross DC (1998) A controlled trial of timed bright light and negative air ionization for treatment of winter depression. Arch Gen Psychiatry 55: 875-882.

Tew JD Jr, Mulsant BH, Haskett RF, Prudic J, Thase ME, Crowe RR, Dolata D, Begley

AE, Reynolds CF 3rd, Sackeim HA (1999) Acute efficacy of ECT in the treatment of major depression in the old-old. Am J Psychiatry 156: 1865-1870.

Thase ME (1990) Relapse and recurrence in unipolar major depression: short-term and long-term approaches. J Clin Psychiatry 51 (suppl 6): 51-57.

Thase ME (1999) Redefining antidepressant efficacy toward long-term recovery. J Clin Psychiatry 60 (suppl 6): 15-19.

Thase ME, Howland RH (1994) Refractory depression: relevance of psychosocial factors and therapies. Psychiatr Ann 24: 232-240.

Thase ME, Rush AJ (1995) Treatment-resistant depression. In Bloom FE, Kupfer DJ, eds. Psychopharmacology: The Fourth Generation of Progress. New York: Raven Press, pp 1081-1097.

Thase ME, Rush AJ (1997) When at first you don't succeed: sequential strategies for antidepressant nonresponders. J Clin Psychiatry 58 (suppl 13): 23-29.

Thase ME, Trivedi MH, Rush AJ (1995) MAOIs in the contemporary treatment of depression. Neuropsychopharmacology 12: 185-219.

Thase ME, Greenhouse JB, Frank E, Reynolds CF 3rd, Pilkonis PA, Hurley K, Grochocinski V, Kupfer DJ (1997) Treatment of major depression with psychotherapy or psychotherapy-pharmacotherapy combinations. Arch Gen Psychiatry 54: 1009-1015.

Thase ME, Howland RH, Friedman ES (1998) Treating antidepressant nonresponders with augmentation strategies: an overview. J Clin Psychiatry 59 (suppl 5): 5-12.

Thase ME, Entsuah AR, Rudolph RL (2001) Remission rates during treatment with venlafaxine or selective serotonin reuptake inhibitors. Br J Psychiatry 178: 234-241.

Thorpe L, Whitney DK, Kutcher SP, Kennedy SH; CANMAT Depression Work Group (2001) Clinical guidelines for the treatment of depressive disorders. VI. Special populations. Can J Psychiatry 46 (suppl 1): 63S-76S.

Tignol J, Stoker MJ, Dunbar GC (1992) Paroxetine in the treatment of melancholia and severe depression. Int Clin Psychopharmacol 7: 91-94.

Tollefson GD, Bosomworth JC, Heiligenstein JH, Potvin JH, Holman S (1995) A double-blind, placebo-controlled clinical trial of fluoxetine in geriatric patients with major depression. The Fluoxetine Collaborative Study Group. Int Psychogeriatr 7: 89-104.

Uehlinger C, Nil R, Amey B, Baumann P, Dufour H (1995) Citalopram-lithium combination treatment of elderly depressed patients: a pilot study. Int J Ger Psychiatry 10: 281-287.

Unützer J, Patrick DL, Diehr P, Simon G, Grembowski D, Katon W (2000a) Quality adjusted life years in older adults with depressive symptoms and chronic medical disorders. Int Psychogeriatr 12: 15-33.

Unützer J, Simon G, Belin TR, Datt M, Katon W, Patrick D (2000b) Care for depression in HMO patients aged 65 and older. J Am Geriatr Soc 48: 871-878.

Üstün TB, Sartorius N (1995) Mental Illness in general health care: an international study. Wiley, Chichester.

Van den Hoofdakker RH, Gordijn, Kasper S (1994) Sleep deprivation in refractory depression. In: Nolen WA, Zohar J, Roose SP, Amsterdam JD (eds.) Refractory Depression: Current Strategies and Future Directions. Wiley & Sons, Chichester, pp 129-142.

Versiani M, Oggero U, Alterwain P, Capponi R, Dajas F, Heinze-Martin G, Marquez CA, Poleo MA, Rivero-Almanzor LE, Rossel L, Schimid-Burgk W, Udabe RU (1989) A double-blind comparative trial of moclobemide v. imipramine and placebo in major depressive episodes. Br J Psychiatry (suppl 6): 72-77.

Wassermann EM (2000) Side effects of repetitive transcranial magnetic stimulation. Depress Anxiety 12: 124-129.

Wells KB, Hays RD, Burnam MA, Rogers W, Greenfield S, Ware JE Jr. (1989a) Detection of depressive disorder for patients receiving prepaid or fee-for service care. Results from the Medical Outcomes Study. JAMA 262: 3298-3302.

Wells KB, Stewart A, Hays RD, Burnam MA, Rogers W, Daniels M, Berry S, Greenfield S, Ware JE (1989b) The functioning and well-being of depressed patients. Results from the Medical Outcomes Study. JAMA 262: 914-919.

Wiegand MH, Lauer CJ, Schreiber W (2001) Patterns of response to repeated total sleep deprivations in depression. J Affect Disord 64: 257-260.

Wijeratne C, Halliday GS, Lyndon RW (1999) The present status of electroconvulsive therapy: a systematic review. Med J Aust 171: 250-254.

Wilens TE, Biederman J, Baldessarini RJ, Geller B, Schleifer D, Spencer TJ, Birmaher B, Goldblatt A (1996) Cardiovascular effects of therapeutic doses of tricyclic antidepressants in children and adolescents. J Am Acad Child Adolesc Psychiatry 35: 1491-1501.

Williams JW Jr, Mulrow CD, Chiquette E, Noel PH, Aguilar C, Cornell J (2000) A systematic review of newer pharmacotherapies for depression in adults: evidence report summary. Ann Intern Med 132: 743-756.

Wirz-Justice A, Van den Hoofdakker RH (1999) Sleep deprivation in depression: what do we know, where do we go? Biol Psychiatry 46: 445-453.

Wirz-Justice A, Graw P, Krauchi K, Sarrafzadeh A, English J, Arendt J, Sand L (1996) 'Natural' light treatment of seasonal affective disorder. J Affect Disord 37: 109-

120.

Wisner KL, Perel JM, Findling RL (1996) Antidepressant treatment during breast-feeding. Am J Psychiatry 153: 1132-1137.

Wisner KL, Gelenberg AJ, Leonard H, Zarin D, Frank E (1999) Pharmacologic treatment of depression during pregnancy. JAMA 282: 1264-1269.

Wisner KL, Zarin DA, Holmboe ES, Appelbaum PS, Gelenberg AJ, Leonard HL, Frank E (2000) Risk-benefit decision making for treatment of depression during pregnancy. Am J Psychiatry 157: 1933-1940.

Wittchen HU Lieb R, Wunderlich U, Schuster P (1999) Comorbidity in primary care: presentation and consequences. J Clin Psychiatry 60 (suppl 7): 29-36.

Wittchen HU (2000) Epidemiology of affective disorders. In: Helmchen H, Henn F, Lauter H, Sartorius N (eds.) Contemporary Psychiatry. Vol. 3. Springer, Heidelberg, pp 231-241.

Wolkowitz OM, Reus VI (1999) Treatment of depression with antiglucocorticoid drugs. Psychosom Med 61: 698-711.

Wolkowitz O M, Reus VI, Keebler A, Nelson N, Friedland M, Brizendine L, Roberts E (1999) Double-blind treatment of major depression with dehydroepiandrosterone. Am J Psychiatry 156: 646-649.

World Health Organization (世界保健機構) (1978) International Classification of Diseases. 9th revision: Geneva: WHO.

World Health Organization (世界保健機構) (1992) The ICD-10 Classification of Mental and Behavioural Disorders - Clinical Descriptions and Diagnostic Guidelines. Geneva.

Wu JC, Bunney WE (1990) The biological basis of an antidepressant response to sleep deprivation and relapse: review and hypothesis. Am J Psychiatry 147: 14-21.

Wulsin LR, Vaillant GE, Wells VE (1999) A systematic review of the mortality of depression. Psychosom Med 61: 6-17.

Young SN (1991) Use of tryptophan in combination with other antidepressant treatments: a review. J Psychiatry Neurosci 16: 241-246.

Young AS, Klap R, Sherbourne CD, Wells KB (2001) The quality of care for depressive and anxiety disorders in the United States. Arch Gen Psychiatry 58: 55-61.

Zajecka J (2001) Strategies for the treatment of antidepressant-related sexual dysfunction. J Clin Psychiatry 62 (suppl 3): 35-43.

Zesiewicz TA, Gold M, Chari G, Hauser RA (1999) Current issues in depression in Parkinson's disease. Am J Geriatr Psychiatry 7: 110-118.

Zimmer B, Rosen J, Thornton JE, Perel JM, Reynolds CF 3rd (1991) Adjunctive lithium carbonate in nortriptyline-resistant elderly depressed patients. J Clin

Psychopharmacol 11: 254-256.

Zinbarg RE, Barlow DH, Liebowitz M, Street L, Broadhead E, Katon W, Roy-Byrne P, Lepine JP, Teherani M, Richards J (1994) The DSM-IV field trial for mixed anxiety-depression. Am J Psychiatry 151: 1153-1162.

Zobel AW, Nickel T, Kunzel HE, Ackl N, Sonntag A, Ising M, Holsboer F (2000) Effects of the high-affinity corticotropin-releasing hormone receptor 1 antagonist R121919 in major depression: the first 20 patients treated. J Psychiatr Res 34: 171-181.

Zohar J, Kaplan Z, Amsterdam JD (1991) Reserpine augmentation in resistant depression: a review. In: Amsterdam JD (ed.) Advances in Neuropsychiatry and Psycho-pharmacology, Vol 2: Refractory Depression. Raven Press, New York, pp 219-222.

Zullino D, Baumann P (2001) Lithium augmentation in depressive patients not responding to selective serotonin reuptake inhibitors. Pharmacopsychiatry 34: 119-127.

単極性うつ病性障害の
生物学的治療ガイドライン

第2部
大うつ病性障害の維持療法と慢性うつ病性障害，閾値下うつ病の治療

第2部：大うつ病性障害の維持療法と慢性うつ病性障害，閾値下うつ病の治療

要　旨

　これらの単極性うつ病性障害の生物学的治療のための実用的ガイドラインは，生物学的精神医学会世界連合（WFSBP）特別委員会によって開発された。本ガイドライン開発の目標は，組織的に，単極性うつ病性障害の全ての治療法に関する，全ての利用できるエビデンスを再調査することと，臨床的かつ科学的に意味がある，利用可能なエビデンスに基礎をおいた，一連の診療上の推奨を作成することである。本ガイドラインは，これらの状態（訳註：単極性うつ病性障害）の患者を，診察・治療している全ての医師によって用いられることを意図したものである。本ガイドラインを開発するために用いられたデータは，うつ病性障害に対する，主にうつ病治療のためのさまざまな国の治療ガイドラインと研究班から抽出された。同時に，MEDLINEのデータベースとコクラン・ライブラリーの検索によって確認された，抗うつ薬や他の生物学的治療介入の有効性に関するメタ解析やレビューからも抽出した。確認された文献は，その有効性のエビデンスの強さについて評価され，AからDの4段階のレベルに分類された。単極性うつ病性障害に対する本WFSBPガイドラインの第1部は，大うつ病性障害の急性期治療および継続治療を網羅した（Bauerら2002）。ガイドラインの第2部は，気分変調性障害，二重うつ病（double depression），小うつ病性障害，反復性短期うつ病などの，慢性かつ閾値下のうつ病性障害を含めた，大うつ病性障害の維持療法に関して網羅する。本ガイドラインは，主に成人，さらには狭い範囲ながらも，小児，青年，高齢者に対する，生物学的治療（抗うつ薬，リチウム，他の向精神薬，ホルモン治療，電気けいれん療法を含む）に関連するものである。

キーワード：

　大うつ病性障害，慢性うつ病性障害，気分変調性障害，閾値下うつ病性障害，維持療法，エビデンス（根拠）に基づいたガイドライン，薬物療法，抗うつ薬，リチウム，電気けいれん療法（ECT）

謝　辞

　本ガイドラインの最初の草稿の準備にたずさわったDr. Jürgen Unützer（Los Angeles, USA），維持療法の薬物療法の面でコメントをいただいたDr. Christoph Hiemke（Mainz, Germany），よき全般/編集助手のJacqueline KlesingとIlka Lachmair（Munich, Germany），Trina Haselrig（Los Angeles, USA）に感謝する。

推奨の実行概要

一般的な推奨

　単極性大うつ病性障害（MDD）の長期経過は，高率の反復（再発）と症状の遷延性に特徴づけられる。維持（予防）療法の主目的は，うつ病の新たなエピソード，反復，自殺，慢性化を予防することにある。患者の疾病の経過と治療履歴の考慮は，維持療法を実行するにあたって不可欠である。予防治療を開始すべき時期に関して，明確な推奨を与えられることができない場合であっても，反復の高いリスクに関連した事態は，明らかに示される。3回以上の大うつ病エピソードをもつ患者や，反復率の高い（例：5年以内で2回以上のエピソード）患者においては，より長期にわたる維持療法が必要である。期間は，3年から一生涯におよぶまでさまざまであるが，一般に，予後が悪いほど，より長期の維持療法を行う。反復を予測する指標としては，過去のエピソードの回数が多いこと，寛解期にも残遺症状があること，過去のより長いエピソードや慢性化，より重症な過去のエピソード，若年期の発症，気分変調性障害の重畳（「二重うつ病」），薬剤中止後の再発，過去1年以内にエピソードがあること，物質濫用または不安障害の合併，一親等内に大うつ病性障害の患者がいることなどである。

　MDDの長期治療における重要な要素は，1）精神医学的教育（psychoeducation），2）薬物療法，3）頻回のモニタリングなどである。うつ病を目標とした，付加的に行う精神療法は，個々の患者別に考慮されうる。維持療法には薬剤コンプライアンスを必要とするので，教育と，患者や家族との治療同盟（therapeutic alliance）は欠かせない。患者と家族に維持療法を教育するさいには，以下の事柄に対する情報を提供すべきである：疾病の典型的な経過，治療オプション，薬剤の効果と副作用，再発または反復における気分や初期の警戒徴候を追うための（毎日の）自己記入式ツールの使用，長期予後，治療の終了計画。維持療法のもう一つの原則は，自然な症状の変動〔「ブリップ（blip）」〕と「本当の」反復（再発）を区別することである。自制内で，特殊な介入を必要としない「ブリップ」に対し，反復は積極的に治療しなければならない。規則正しい服用を頻回にチェックし，早期に新たな徴候を見いだすこともまた，必要である。

特殊治療の推奨

　MDDの維持療法のための第1選択薬は，急性期および継続期で寛解に至らしめた抗うつ薬またはリチウムである。多くの患者は，急性期および継続期で，抗うつ薬を投与される。そして，うつ病の再発予防の最大の治療推奨は，維持療法期間中も，継続期と同用量の抗うつ薬を続けることである。無作為化プラセボ対照比較試験（RCT）（通常，1-2年の維持療法を実施）は，三環系抗うつ薬（TCA），不可逆的モノアミンオキシダーゼ阻害薬（MAOI），

選択的セロトニン再取り込み阻害薬（SSRI）が，うつ病の再発予防に効果的であることを示している。近年のエビデンスは，「より新しい」抗うつ薬が，従来の抗うつ薬（例：TCA）と比較して，優れた長期の有効性と，より高い耐容性を持っていることを示唆している。MDD の維持療法のためのもう一つの第 1 選択薬は，リチウムである。リチウム維持療法に関しては，通常，最終のリチウムを服用した 12 時間後の血中リチウム濃度が，0.5-0.8 mmol/L（mEq/L）であることが推奨される。しかし，「最適の」血中リチウム濃度は，患者間で，効果と副作用に対する耐容性に応じて，0.4-1.0 mmol/L の範囲内でばらつきがある。MDD の維持療法において，カルバマゼピン＜テグレトール＞が代替薬となるという，控えめなエビデンスがある。双極性感情障害に用いられる他の気分安定薬〔例：バルプロ酸＜デパケン，ハイセレニン，バレリン＞（divalproex；訳註：米国で用いられる），lamotrigine, gabapentin〕では，MDD の維持療法に関する RCT 研究はされてこなかった。定期的な（維持）電気けいれん療法（ECT）は，急性期および継続期において ECT によく反応した患者や，特に薬物療法が適切ではない患者，または維持薬物治療に応じない患者に推奨されてきた。

　急性期治療後の継続治療の期間は，6-9 ヶ月とすべきである。維持療法に必要な治療期間は，まだ完全には決定されていない。しかし，一般に，反復する患者には，特に現在のエピソードがおこる 5 年以内に前回のエピソードがあった場合や，寛解に至るのが困難であった場合には，3 年間の維持療法が最も適切である。特に薬剤の中止を試みたさいに，1 年以内にさらなるエピソード（訳註：うつ病の）を経験したことが 2, 3 度あるなどの大きなリスクをもつ場合には，5-10 年，場合によっては無期限の維持療法が推奨される。

　対照比較試験のデータの総量はまだ少ないが，気分変調性障害に対しては，さまざまな抗うつ薬（TCA, SSRI, 他の「より新しい」抗うつ薬）が，明らかに有効である。気分変調性障害に対する薬物療法の至適治療期間に関しては，対照比較試験はされていないが，大うつ病性障害と同様に，少なくとも 2-3 年間の抗うつ薬治療が推奨されている。閾値下のうつ病性障害は，一般人口やプライマリーケア現場において，非常に一般的にみられるが，薬物療法を含む対照比較試験のデータは，気分変調性障害のそれより少ない。閾値下のうつ病性障害に関する対照比較試験のデータが少ないことから，エビデンスに基づく治療推奨は提示できない。しかし，より慢性化した寛解しない症例に対して，耐容性の高い抗うつ薬のうちの一つによる治療を試みる価値はある。

　抗うつ薬やリチウムを長期投与（例：6 ヶ月以上）後の中断は，常に少なくとも 3 ヶ月以上かけて，段階的に減量していくべきである。より長期の抗うつ薬服用後の突然の中止によって，離脱症候群がおこりうる。突然ではなくとも，急激な服用量の減量は，反跳性の再発や反復につながりうる。薬剤減量中または減量後の症状の再燃に対しては，最大用量による維持療法を開始すべきである。

1. 単極性うつ病性障害の長期治療 (脚註1)

1.1 序言

　大うつ病性障害（MDD）は，古典的な型においては，反復性の障害として現れる（Angst 1986, Judd 1997, Kiloh ら 1988）。治療に反応しない，または自然寛解する大うつ病は，その後の再発または反復を経験するであろう。あるエピソードをもっている患者の 50-85％は，大うつ病のもう1つのエピソードを経験するであろう（Mueller ら 1999, Andrews 2001, 米国精神医学会 2000）。反復の可能性は，以前のうつ病エピソードの回数と現在の症状の重症度に応じて増加する（Angst 1999）。3度の大うつ病のエピソードをもつ患者は，90％の確率で，次のエピソードがおこる（NIMH コンセンサス開発会議 1985）。その他，MDD の反復に関する危険因子には，以下のようなものがある：多数の MDD エピソードの既往歴，初発年齢が低いこと，MDD エピソードから回復した後に気分変調性障害が持続すること，気分障害以外の精神疾患の存在，慢性の身体疾患の存在（Kovacs ら 1997, 米国精神医学会 2000）。次のうつ病エピソードの重症度の増大に関連する要因としては，重篤な自殺企図を重ねた既往歴または過去のエピソードや，精神病性の特徴または高度の機能障害などがある（米国精神医学会 2000）。

　近年，単極性 MDD の長期経過が，高い反復（再発）率によって特徴づけられるだけではなく，遷延化した症状の慢性化にも左右されることが明瞭になった（Judd 1997, Judd ら 1998）。大部分の MDD 患者は，大うつ病エピソードの間欠期においては，機能面では病前のレベルに戻る。しかし，重症または入院を要するうつ病患者の約30％においては，症状が残り，社会的または職業的な障害をきたす。現在，重症の大うつ病患者の約 1/3 が，少なくとも2年間の罹病期間を示す，慢性の経過をたどるということが確認されている（Keller ら 1986, Scott 1988, Nierenberg 2001, 米国精神医学会 2000, Judd と Akiskal 2000）。また，疫学的な前向き臨床経過観察研究により，単極性 MDD の典型的な経過は，公式の診断

（脚註1） 気分変調性障害，閾値下うつ病，他の慢性うつ病性障害の治療が，長期のみならず，急性期においても示されていないことが強調される。しかし，編集上の理由により，本ガイドラインでは，急性期と長期の治療の問題は，第2部に網羅する。

基準体系に含まれた抑うつ性のサブタイプが，別々の障害を示すのではなく，症状の重症度の一次元連続体（スペクトル）に沿った段階である変動する症状に関係していることが実証された（Angst ら 2000, Judd と Akiskal 2000）。慢性うつ病性障害のグループには，4 つの抑うつ性疾患のサブタイプがある：

- 大うつ病性障害，反復性，（不完全寛解で）エピソード間で完全に回復しないもの，
- 大うつ病性障害，現在は慢性（2 年以上の罹病期間）エピソード（慢性大うつ病性障害），
- 気分変調性障害，
- 「二重うつ病（double depression）」（気分変調性障害と大うつ病の重畳）。

「閾値下うつ病」〔特定不能（NOS）のうつ病性障害〕のグループには，症状の数，持続期間，質（程度）が，DSM の大うつ病の診断基準を満たすのには不十分である抑うつ状態が含まれる（米国精神医学会 1994a, Judd ら 1998, Akiskal と Cassano 1997, Angst と Merikangas 1997）。

若年発症患者と，初回のうつ病エピソードが 60 歳以降である患者は，慢性化するリスクがより大きいようである（Klerman と Weissman 1989）。気分変調性障害単独または「二重うつ病」の患者は，大うつ病単独，または抑うつ症状，または大うつ病の既往歴をもつ患者よりも，機能面における障害が有意に大きい（Wells ら 1992）。MDD の経過中における（閾値下の）残遺症状は，早期のエピソードの再発のリスクの高さと，将来における疾病のさらなる慢性化とに関連している。MDD からの症状を残さない回復（訳註：完全寛解）は，エピソードの再発や反復の遷延（訳註：再発や反復のしにくさ）と，疾病のより良好な経過とに関連している（Judd と Akiskal 2000, Judd ら 2000））。

1.2　WFSBP ガイドラインの目的と対象読者

本 WFSBP ガイドラインは，単極性うつ病性障害についての現在の最新知識と，治療のためのエビデンスに基づく推奨を提供する。著者らによって開発され，46 人の国際的な研究者と臨床医からなる「単極性うつ病性障害に関する WFSBP 特別委員会」のコンセンサスをもって完成した。本ガイドラインの開発目的は，単極性うつ病性障害の治療に関連する全ての利用できるエビデンスを組織的にレビューし，臨床的かつ科学的に意味がある一連の推奨を作成することにある。また，これらの障害（訳註：単極性うつ病性障害）の適切な最新技術の治療に関して，科学的な専門家や国際的な代表者のさまざまな意見をまとめる予定であった。特別委員会の中で，コンセンサスを得られなかった点がいくつかあった。そのような場合には，議長と副議長が最終決定をしなければならなかった。最も異った意見は，以下の領域であった：維持療法における抗てんかん薬の使用，単極性うつ病性障害の維持療法におけるリチウムの位置付け，うつ病性障害の生物学的治療に関するガイドラインにおける精神療法の位置付け。

本ガイドラインは，これらの状態（訳註：単極性うつ病性障害）の患者を診察・治療している**全て**の医師によって，臨床上で用いられることを意図している。特別な治療法に関する

最終判断は，患者にあらわれた臨床像や，利用できる診断や治療のオプションと照らし合わせて，信頼できる治療医によってされなければならないので，本ガイドラインは単なる指針とみなすべきである。

　本ガイドラインは，主に成人の単極性うつ病性障害の生物学的（身体的）治療（例：抗うつ薬，リチウム，他の向精神薬，ホルモン治療，電気けいれん療法）に関連したものであるが，狭い範囲ながらも，小児期，青年期，高齢者などにも関連している。本ガイドラインは，双極性感情障害によるうつ病性障害〔これに関しては他の WFSBP ガイドライン（Grunze ら 2002）がある〕には言及していない。大うつ病性障害の急性期および継続治療のマネジメントは，WFSBP ガイドラインの第1部（訳註：本書前半部）に掲載されている（Bauer ら 2002）。本ガイドラインの第2部は，慢性うつ病性障害と閾値下のうつ病性障害の治療とともに，大うつ病性障害の維持療法期のマネジメントを網羅している。精神療法的治療介入に関しては，簡潔にしか記されていないが，さらに読むべき参考文献を用意した。薬剤の入手可能性，治療法，診断法などは，国によって異なるので，異なるいくつかの治療オプションをガイドラインに含めた。

1.3　文献調査とデータ抽出の方法

　本ガイドラインの開発のために使用したデータは，以下より抽出された：Agency for Health Care Policy and Research (AHCPR) Depression Guidelines Panel (AHCPR 1993)；AHCPR Evidence Report on Treatment of Depression: Newer Pharmacotherapies (AHCPR 1999)；American Psychiatric Association (APA) Practice Guideline for the Treatment of Patients with Major Depressive Disorder, Revision（米国精神医学会 2000）；British Association for Psychopharmacology Revised Guidelines for Treating Depressive Disorders (Anderson ら 2000)；Canadian Psychiatric Association and the Canadian Network for Mood and Anxiety Treatments, CANMAT, Clinical Guidelines for the Treatment of Depressive Disorders (CANMAT 2000)；Canadian Consensus Guidelines for the Treatment of Seasonal Affective Disorder (Lam と Levitt 1999)；Deutsche Gesellschaft für Psychiatrie, Psychotherapie und Nervenheilkunde, DGPPN, Praxisleitlinien in Psychiatrie und Psychotherapie, Affektive Erkrankungen (DGPPN 2000)；American Academy of Child and Adolescent Psychiatry, Practice Parameters for the Assessment and Treatment of Children and Adolescents with Depressive Disorders（米国小児青年期精神医学会 1998）；コクラン・ライブラリー (The Cochrane Library)；MEDLINE データベース（2001 年 8 月まで）を検索することによって同定した，抗うつ薬の有効性に関するメタ解析；MEDLINE データベースの検索と教科書によって同定された主な適切なレビュー論文と，著者らと単極性うつ病性障害に関する WFSBP 特別委員会のメンバーによる個人的な臨床経験。引用したオリジナル・データに関しては，ピア・レビューされた英文雑誌に発表された 2001 年 8 月以前の研究論文のみを採用した。

1.4 推奨におけるエビデンスに基づいた分類

　文献調査とデータ摘出によってみいだされたエビデンスは，要約され，バイアスに対する感受性に応じて分類された（Shekelleら 1999）。各々の治療推奨は，その有効性，安全性，実行可能性に関するエビデンスの強さに応じて評価された[脚註2]。しかし，日々の治療コストは，世界中で薬剤の価格が異なるために，考慮されなかった。エビデンスに関する4つのカテゴリーが用いられた：

レベルA：推奨を支持する，良質の調査に基づくエビデンス。有効性に関する調査に基づいたエビデンスが，少なくとも3つ以上の，中規模以上，陽性（訳註：ポジティブ・データ），無作為化対照比較（二重盲検）試験（RCT）によって得られる場合には，このレベル（レベルA）となる。さらに，これらの3つの試験のうちの少なくとも1つは，良質な方法による，プラセボ対照比較試験でなければならない。

レベルB：推奨を支持する，やや良好な調査に基づくエビデンス。これには，少なくとも2つ以上の，中規模以上，無作為化，二重盲検試験（2つ以上の対照薬との比較試験，または1つの対照薬との比較試験と1つのプラセボ対照比較試験），または，1つの中規模以上，無作為化，二重盲検試験（プラセボ対照または対照薬との比較）と，1つ以上の前向き，中規模以上（対象患者数が50例以上），オープン・ラベル，自然主義的（naturalistic）研究による有効性のエビデンスを含む。

レベルC：推奨を支持する，最小の調査に基づくエビデンス。1つの無作為化，二重盲検の対照薬との比較試験と，1つの前向き，オープン・ラベル/症例蓄積（対象患者数が10例以上）による研究が有効性を示す場合，または，少なくとも2つ以上の，オープン・ラベル/症例蓄積（対象患者数が10例以上）による研究が有効性を示す場合に，このレベル（レベルC）となる。

レベルD：著者らと単極性うつ病性障害に関するWFSBP特別委員会のメンバーによる専門家の意見に基づくもので，少なくとも1つ以上の前向き，オープン・ラベル/症例蓄積（対象患者数が10例以上）がある。

エビデンスのレベルでない：一般の治療法と原則に関する専門家の意見。

（脚註2）段階的な有効性の評価には，限界があることが強調される。推奨の強さは，基本的で，かつ必ずしも重要性を要しない，科学的なエビデンスを反映している。推奨のレベルは，治療面のみにあてはまるもので，他の面にはあてはまらない。

2. 大うつ病性障害の維持相の治療

2.1 維持療法における一般的な治療原則

2.1.1 目標と適応

　長期間の維持（予防）療法の目標は，うつ病の新しいエピソード（反復），自殺，慢性化の進展を予防することである。反復は，完全に無症状の期間（寛解）が6ヶ月に達した（回復）後に出現するエピソードである（Frankら 1991, Kupfer 1993）（訳註：DSM-IVでは，2ヶ月である）。患者の疾病の経過と治療歴を考慮することは，維持療法を実行するのに不可欠である。予防療法を開始すべき時期に関する確かな推奨は知られていないが，反復の高いリスクに関連する状態（表1）は明らかにされている（Brunelloら 1995, Angst 1999, Dawsonら 1998, Paykel 2001）。これらの危険因子に加えて，患者の好み，機能障害の重症度，継続治療中に経験する副作用なども，維持療法が実行されるべきか否かを決定するのに重要な役割を演ずる（AHCPR 1993, 米国精神医学会 2000）。

2.1.2 治療の実行

　反復性うつ病性障害の長期治療における重要な要素は，1）精神医学的教育（psychoeducation），2）薬物療法，3）頻回のモニタリングなどである。うつ病を目標とした，付加的に行う精神療法は，個々の患者別に考慮されうる。維持療法には薬剤コンプライアンスを必要とするので，教育と，患者や家族との治療同盟は欠かせない（Kupfer 1993）。教育は，治療における摩擦を減らすだけでなく，より良い転帰に導きもする（Rush 1999）。患者と家族に維持療法を教育する際には，以下の事柄に対する情報を提供すべきである：疾病の典型的な経過，治療オプション，薬剤の効果と副作用，再発または反復における気分や初期の警戒徴候を追うための（毎日の）自己記入式ツールの使用，長期予後，治療の終了計画。また，患者が，服用している全ての薬物についてを，受診している全ての医師に知らせるように指導すべきである。さらに，さまざまな異なる治療法が，個々にとって最善の治療がみつかる前に，試みられる必要があるかもしれないということを患者に知らせることも重要である。

表1. 大うつ病性障害の反復（再発）のリスク増大に関連する要因

- 3回以上の大うつ病エピソード
- 高率の反復（例：5年以内に2回のエピソード）
- 過去のエピソードが1年以内
- 継続治療期間中の残遺症状
- 寛解時の，症候群とはいかないまでの残遺症状
- 気分変調性障害の合併（「二重うつ病」）
- エピソードの重症度（自殺や，精神病性の特徴を含む）
- 以前のエピソードがより長い
- 薬剤中止後の再発
- 物質濫用の合併
- 不安障害の合併
- 第1度親族に，大うつ病性障害の家族歴
- 30歳以前の発症

　維持療法のもう1つの原則は，自然な症状の変動〔「ブリップ（blip）」〕と「本当の」反復（再発）を区別することである．自制内で，特殊な介入を必要としない「ブリップ」に対し，反復は積極的に治療しなければならない．また，規則正しい服用を頻回にチェックし，早期に新たな徴候を見いだすことも重要である（Rush 1999）．

　近年の報告では，プライマリーケアにおけるうつ病患者のための再発防止プログラム（強化された患者教育を含む軽度の介入，うつ病専門家への受診，電話，症状モニタリング）が，12ヶ月間の無作為化試験において，通常のプライマリーケアと比較して，有意に，抗うつ薬への忠実なる支持と抑うつ症状の転帰を改善させていた（Katonら2001）．

　受診頻度は，（簡潔な）精神医学的評価と薬剤モニタリング（例：副作用評価，薬物血中濃度）に応じて，安定した患者においては，毎月から3-6ヶ月ごとまで変動しうる．不安定な患者においては，より頻回の受診が必要である．維持療法の間に患者が一般身体疾患に罹患した場合には，潜在的な薬剤間相互作用を考慮すべきである．また，患者／家族は，うつ病の徴候が再発しそうな時，またはした時には，治療医に知らせるように指導されるべきである．

2.2　維持療法としての薬物療法

2.2.1　有効性のエビデンス

　薬物療法は，反復性単極性うつ病の長期の維持療法において，最もよく研究されてきた治療様式である．利用できる治療オプションの中で，抗うつ薬とリチウムは，最も多く研究さ

れてきた。維持療法におけるこれらの薬剤を研究するための多数の対照比較試験は，再発防止における有効性を実証した（レベル A）（Solomon と Bauer 1993，AHCPR 1993，1999，Davis ら 1999）。

単極性うつ病の維持療法のための第 1 選択薬は，急性期／継続期において寛解に至らしめた抗うつ薬，またはリチウム＜リーマス＞である（NIMH コンセンサス開発会議 1985，AHCPR 1993，Prien と Kocsis 1995，米国精神医学会 2000，Paykel 2001）。予防薬として，抗うつ薬がリチウムより好まれうる理由は，通常，患者が急性期／継続期においては抗うつ薬で治療されるためと，患者が血液検査による規則的なモニタリングを必要としない薬剤を好むためである（図1）。予防薬の最終的な選択は，患者個人の反応性と，抗うつ薬やリチウムの治療に対する耐容性で決まる（Schou 1997）。患者の好みと，維持療法に対する患者自身または家族の経験もまた，薬物の選択において考慮されるべきである。

2.2.1.1 抗うつ薬

多くの患者が，急性期および継続期の間に，抗うつ薬を投与される。うつ病の反復（再発）予防の最善の治療推奨は，治療の急性期および継続期に効果的だった抗うつ薬を，維持療法の間も，同用量で継続することである（レベル B）（Frank ら 1993，Franchini ら 1998）。急性期の半量のイミプラミン＜トフラニール＞（Frank ら 1993）またはパロキセチン＜パキシル＞（Franchini ら 1998）を服用していた患者群では，全量を服用していた群と比較して，より高い反復率を示したという，2 つの研究がある。うつ病の予防治療における抗うつ薬の無作為化プラセボ対照比較試験（通常は 1-2 年の維持期間）によれば，TCA（アミトリプチリン＜トリプタノール＞，イミプラミン＜トフラニール＞，ノルトリプチリン＜ノリトレン＞，マプロチリン＜ルジオミール＞）（レベル A），MAO 阻害薬（phenelzine）（レベル A）（Solomon と Bauer 1993，Montgomery 1994，AHCPR 1993，1999，米国精神医学会 2000，Paykel 2001），SSRI（レベル A）〔citalopram（Hochstrasser ら 2001），fluoxetine（Gilaberte ら 2001），フルボキサミン＜デプロメール，ルボックス＞（Terra と Montgomery 1998），パロキセチン＜パキシル＞（Montgomery と Dunbar 1993）〕のいずれもが，うつ病の反復予防に効果的である。

2.2.1.2 リチウム

単極性反復性うつ病の維持療法としてのリチウム＜リーマス＞の使用は，かなりよく確立されている（レベル A）（Goodwin と Jamison 1990，Schou 1997，Dunner 1998，Coppen 2000，Paykel 2001）。リチウムが，単極性うつ病性障害の再発予防において，プラセボよりも効果的であるというエビデンスを，2 つのメタ解析（Souza と Goodwin 1991，Burgess ら 2001）が見いだしているが，結果は，これらの 2 つの研究のうちの 1 つだけが統計学的に有意であった（Souza と Goodwin 1991）。過去 10 年にわたり，長期のリチウム予防治療が自殺を減らし，高い死亡率を減少させることすらあるという，後ろ向き研究と前向き研究のエビデンスの蓄積がある（レベル C）（Coppen ら 1990，Müller‐Oerlinghausen 1992，

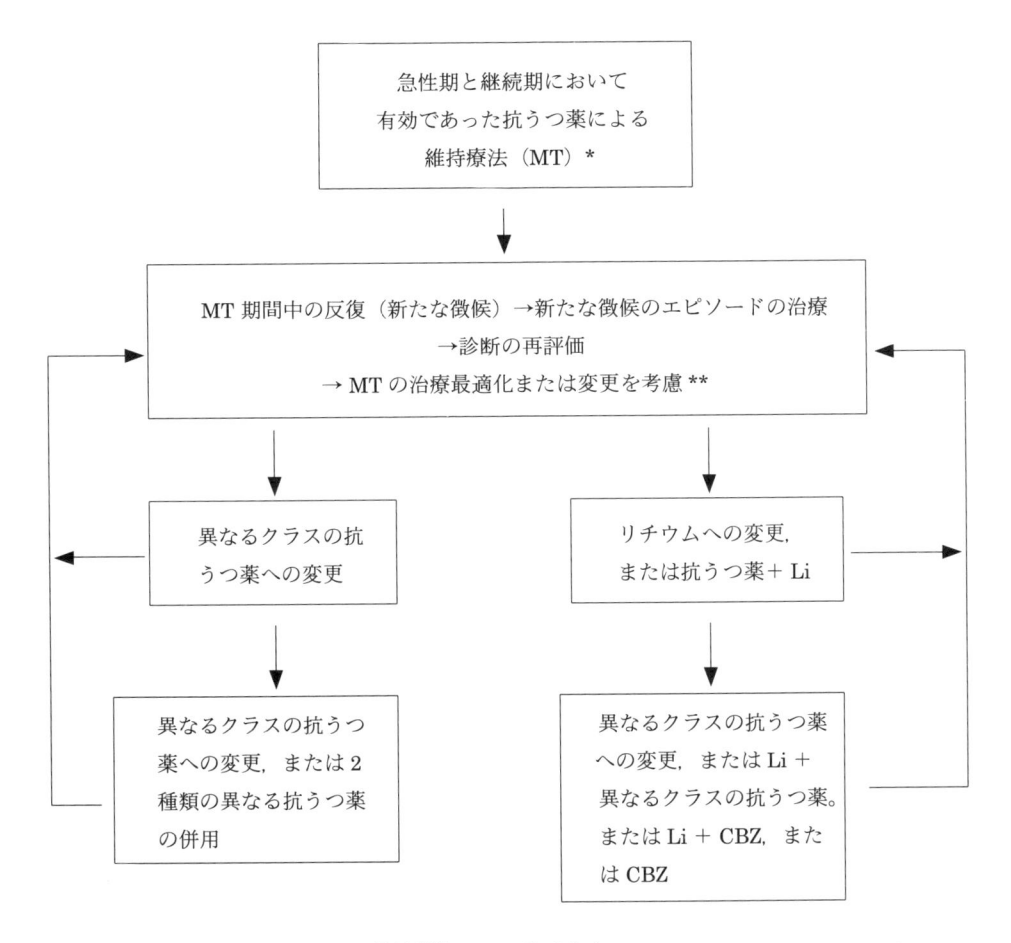

```
┌─────────────────────────┐
│  急性期と継続期において    │
│  有効であった抗うつ薬による │
│    維持療法（MT）*       │
└───────────┬─────────────┘
            ↓
┌─────────────────────────────────────────────────┐
│ MT 期間中の反復（新たな徴候）→新たな徴候のエピソードの治療 │
│           →診断の再評価                            │
│      → MT の治療最適化または変更を考慮**            │
└──────┬────────────────────────────────┬─────────┘
       ↓                                ↓
┌──────────────┐                 ┌──────────────┐
│ 異なるクラスの抗 │                │ リチウムへの変更， │
│ うつ薬への変更  │                │ または抗うつ薬＋Li │
└──────┬───────┘                 └──────┬───────┘
       ↓                                ↓
┌──────────────┐                 ┌──────────────┐
│異なるクラスの抗うつ│                │異なるクラスの抗うつ薬│
│薬への変更，または2 │                │への変更，または Li + │
│種類の異なる抗うつ薬│                │異なるクラスの抗うつ薬。│
│の併用          │                │または Li + CBZ，また │
│              │                │は CBZ             │
└──────────────┘                 └──────────────┘
```

略語：CBZ = カルバマゼピン，　MT = 維持療法，Li = リチウム；
*　電気けいれん療法（ECT）の維持療法もまた，急性期治療において ECT に反応した患者や，2 回以上の薬物維持療法に反応しなかった患者の治療オプションとなる。
**　精神療法の併用も考慮すること

図1．大うつ病性障害の維持療法における治療オプションのフローチャート

1994，Tondo ら 1997，Schou 2000）。大感情障害患者に対する 2.5 年間の維持療法の無作為化試験によれば，リチウムによる治療群は，カルバマゼピン＜テグレトール＞による治療群と比較して，有意に自殺と自殺企図の減少を認めた（Thies-Flechtner ら 1996）。さらに，リチウムの抗自殺的な特性が，その「古典的な」エピソードの予防効果とは別個のものであるということが，臨床上の発見より示唆されている（Schou 1997，Bocchetta ら 1998，Grof 1998）。しかし，メタ解析では，リチウムが，少数例の死亡や自殺に対して抗自殺作用をもつか否かや，自殺行動を中止させうるか否かに関しては，現在，解析できるデータにおいては，決定的なエビデンスを見いだせなかった（Burgess ら 2001）。

維持療法においては，通常，最終リチウム服用 12 時間後の血中リチウム濃度は，0.5-0.8 mmol/L（mEq/L）であることが推奨されている（Schou 1989）。しかし，至適血中リチウム濃度は，患者ごとの効果や副作用に対する耐容性に応じて，0.4-1.0 mmol/L の範囲で，いくぶん異なる可能性がある（Schou 1989, Birch ら 1993）。これらの推奨される血中リチウム濃度には，60 歳以下では，通常は 800 または 900mg/ 日（投与量は，リチウム錠の生体利用率により異なる）から 1200 または 1500mg/ 日の炭酸リチウム（アジア人の患者では 600-1000mg），高齢者においては 400/450mg から 800/900mg の炭酸リチウムの投与により達する（Birch ら 1993）。リチウム錠は，1 日 1 回投与にしても 2 回投与にしても，効果の上での差異はない。一部の患者では，1 日 1 回の服用が，長期の治療コンプライアンスを高め，副作用を減少させることが知られている。一般に，リチウムの徐放剤（延長放出型製剤）は，耐容性が高い。

2.2.1.3 カルバマゼピンと他の気分安定薬

双極性障害の治療に用いられる気分安定薬の中で，オープン試験においても対照比較試験においてもよく研究されているのは，カルバマゼピン＜テグレトール＞である（レベル C）。反復性大うつ病に対する，カルバマゼピンとリチウムとの小規模二重盲検対照比較試験がされている（研究結果に関しての情報は，下記の第 2.2.2 章を参照）（Placidi ら 1986, Simhandl ら 1993）。推奨される血中濃度は，薬剤の最終服用 12 時間後（毒性が予想されなければ，最後に投与量を変更した 5 日後以降）で，4-12 μg/ml（17-50 μmol/L）であるが，この血中濃度は，反復性感情障害に対する気分安定作用というよりは，むしろ抗てんかん薬としての作用に関連した値である。しかし，血中カルバマゼピン濃度は，薬剤コンプライアンスと過度の有害作用に対する指標として用いられる（Bezchlibnyk-Butler と Jeffries 1996）。平均維持用量は，約 800-1600 mg/ 日であるが，日常の臨床においては，より低用量であるかもしれない。カルバマゼピンは，（シトクロム CYP450 により）肝代謝能を自己誘導しうるので，血中カルバマゼピン濃度の決定は，初期治療後の最初の 2 ヶ月間は 2 週間おきに，次の 6 ヶ月間は 2 ヶ月おきに，その後は，臨床上の裁量で，処方量や処方薬を大幅に変更したさいに行う。カルバマゼピンによる CYP3A4 の誘導は，もしその薬剤が CYP3A4 で代謝されるのであれば，カルバマゼピンと併用している薬剤の第 I 相反応を加速させる（Spina ら 1996）。併用薬の服用が必要な場合には，血中薬物濃度モニタリングが役立つであろう。

他の気分安定薬〔例：バルプロ酸＜デパケン，ハイセレニン，バレリン＞（divalproex；訳註：米国で用いられる），lamotrigine, gabapentin〕は，単極性うつ病の維持療法に関しては，プラセボ対照比較試験も二重盲検対照比較試験もされてこなかった（Davis ら 1999）。

2.2.2 有効性の比較

比較的少ない症例数を対象としたものでは，反復性単極性うつ病の維持療法に用いるさまざまな薬剤を，直接，比較した研究がある（Solomon と Bauer 1993）。リチウム＜リーマス＞と他の抗うつ薬とを比較したメタ解析研究では，単極性うつ病の予防におけるリチウムの決

定的な優位性は示されなかった（SouzaとGoodwin 1991）。1つの比較的小規模の無作為化プラセボ対照比較試験による2年間の維持療法研究の結果では，リチウム（血中濃度 0.8-1.2 mmol/L）が，イミプラミン＜トフラニール＞（100-150 mg/日）よりも優れていたが，リチウムとイミプラミンの併用は，リチウム単独よりも優れていなかった（Kaneら 1982）。もう1つの，より大規模で，無作為化プラセボ対照比較試験による2年間の維持療法研究の結果では，イミプラミン〔維持療法開始時の平均初期用量は 137 mg（75-150 mg/日）〕の維持効果の方が，リチウム〔維持療法開始時の平均血中リチウム濃度は 0.66 mmol/L（0.43-1.05 mmol/L）〕よりも良好であったと報告されている（Prienら 1984）。後者の研究においては，イミプラミンとリチウムの併用は，抑うつの反復の予防に関して，イミプラミン単独と比較して，さらなる優位性を見出せなかった。しかし，その後のデータ再分析において，同著者らは，後者の研究結果は，その研究デザインゆえに，別の解釈によっても説明できると結論づけている（Greenhouseら 1991）。アミトリプチリン＜トリプタノール＞（平均投与量 98 mg/日）と，リチウム（平均血中リチウム濃度 0.59 mmol/L）の併用が，リチウム単独よりも，有意に予防効果をもつという，1つの無作為化前向き，オープン・ラベル，2.5年間の比較研究がある（Greilら 1996a）。

　大感情障害患者群に対する，3年間の無作為化維持療法研究では，リチウムとカルバマゼピン＜テグレトール＞は，同等の有効性を示した（Placidiら 1986）。これらの2つの薬物における同様の結果は，単極性うつ病に対する2年間の無作為化試験でも得られた（Simhandlら 1993）。単極性うつ病におけるカルバマゼピンの予防に関する有効性のエビデンスは少ないが，それらの結果は，カルバマゼピンが，リチウムまたは抗うつ薬による維持療法に反応しない患者や，耐容性をもたない患者においては，代替薬となりうることを示している（レベルC）（図1）。

　維持療法における抗うつ薬の使用に関して，最大の，そして最も影響力のある3年間の無作為化プラセボ対照試験による生存解析が，(1)最大用量のイミプラミン（平均 215 mg/日，無作為化）単独，(2)イミプラミンと最良の維持療法とするための対人関係療法（IPT；12週までは毎週，その後の8週間は隔週，さらにその後は月1回ずつ）との併用，(3) IPTとプラセボの併用，(4)プラセボのみの間で行われた（Frankら 1990）。反復の可能性が高い単極性うつ病に対するこの研究において，イミプラミンとIPTの併用群では，3年間の研究期間中，全例が寛解しており，全例が無作為化前の4ヶ月間の継続療法の間も良好な状態であった。3年間の研究（Frankら 1990）を完了した患者に対して，その後に追加で行った2年間のプラセボ対照比較試験において，イミプラミン（平均 200 mg/日）は，プラセボと比較して，有意に反復（再発）を予防することが示された（Kupferら 1992）。

　「より新しい」抗うつ薬〔本ガイドライン（Bauerら 2002）の第1部を参照〕が，従来のTCAと比較して，長期の有効性と耐容性の高さにおいて優れていることが，数多くのより最近の研究により示唆されている（Montgomery 1999）。Mirtazapineとアミトリプチリンの有効性を比較した，2年間の，無作為化，プラセボ対照比較試験によれば，mirtazapine群においては，再発までの期間がより長かった（レベルB）（Montgomeryら 1998）。同様の，

1年間の二重盲検試験によれば，venlafaxine群では，イミプラミン群と比較して，治療転帰の一部で有意に大きな改善を認めた（レベルB）(Shrivastavaら1994)。

2.2.3 維持療法における耐容性と副作用

長期の薬物治療における副作用と耐容性は，治療を継続していくさいに最も重要な点である。副作用は，できるだけ最小とすべきである。維持療法では，軽度から中等度の副作用ですら，ノンコンプライアンス（訳註：コンプライアンス不良）に，ひいては症状の悪化や反復（再発）のリスクの増大につながりうる。三環系抗うつ薬（TCA）よりも副作用の面で有利な薬剤を使用することは，これらの薬剤がうつ病の維持療法に効果的な間は，患者の薬物療法コンプライアンスを促進しうる。「より新しい」抗うつ薬は，以前の三環系抗うつ薬や四環系抗うつ薬よりも，長期にわたる副作用が少ない〔抗うつ薬の副作用の詳細については，本ガイドラインの第1部（Bauerら2002），Perettiら2000, AHCPR 1993, 1999, 米国精神医学会2000を参照〕。

リチウム＜リーマス＞による維持療法の利点の1つは，長期治療におけるリスクがより明らかになっている，世界的で長い使用経験をもっていることである。感情障害患者の長期予防治療のための専門のリチウム・クリニックは，多くの国で30年以上の歴史をもち，リチウム治療による副作用の戦略的な評価を行ってきた（Schou 1997）。

リチウムの長期服用中には，血中リチウム濃度（年に4回，その他，例えば，治療の初期，高齢患者または臨床的変化の出現後は，より頻繁に行う），甲状腺機能（例：TSH），腎機能（クレアチニン）の規則的（例：年に1-2回）なモニタリングを行うことが推奨される（Birchら1993, 米国精神医学会1994b, Schou 1997, Kleinerら1999）。血中リチウム濃度測定の目的は，高濃度の血中リチウムを発見して確実に下げ，血中リチウム濃度が異常に低い場合には，反復（再発）を予防するために，確実に上げることにある。リチウム中毒の警告徴候を，患者と家族に教育することもまた，重要である。リチウム治療中によくおこる副作用の1つに，リチウムが甲状腺ホルモンの生成と分泌に影響を及ぼすためにおこる，甲状腺機能低下症と甲状腺腫がある（Lazarus 1998）。明らかに「臨床的な」甲状腺機能低下症の出現率は，一般人口では0.5-1.8％と報告されているのに対して，リチウム服用患者では8-10％であることが報告されている（Kleinerら1999）。無症状の甲状腺機能低下症は，さらに高率であった（一般人口では10.4％に対して，リチウム服用患者では23％）(Kleinerら1999）。

過去においては，長期のリチウム曝露が，不可逆的な腎障害を生じる可能性があるか否かについて，多くの懸念があった。最近の包括的な再検討によれば，患者の大多数においては，尿細管の障害が，糸球体濾過率の変化とは有意に関連していなかった（Gitlin 1999）。臨床的に重大な，リチウム治療による糸球体機能不全は稀であり，リチウム療法の期間とは無関係である（Schou 1997, Gitlin 1999）。リチウムで治療されている患者の数パーセントは，10年以上の治療後に，クレアチニン濃度の上昇をきたす可能性がある。しかし，15年以上のリチウム服用患者においては，糸球体と尿細管の機能への影響は，よりおこりやすいようである（Bendzら1994）。

リチウム治療の副作用は，通常は，用量依存性にあらわれるが，服用量の中程度の減量により，しばしば予防されたり，和らげられたりする（米国精神医学会 1994b）。副作用には，以下のようなものがある：手指振戦（β遮断薬で治療される），甲状腺腫と甲状腺機能低下症〔甲状腺機能が正常状態になるまで，L-サイロキシン（L-T_4）の追加をする〕，腎濃縮能の低下と多尿および/または多飲症（脱水に対する警告，おそらくは服用量を減少させるとよい），体重増加（中等度のダイエットと運動），胃腸障害（例：嘔気，胃部不快感，下痢；リチウムを食事とともに服用する，リチウム製剤の変更または服用量を減少させる），稀な副作用として，記憶障害/精神的遅鈍（服用量の減少）（Birch ら 1993，米国精神医学会 1994b）。最も治療困難な副作用は，稀にしかおこらないが，多尿である。マネジメントには，リチウム服用量を，できるだけ低く抑えること，他のリチウム製剤への変更，1日1回投与への変更，薬剤の服用時刻の変更などが確実である。リチウム誘発性多尿の重症例では，カリウム保持性利尿薬の amiloride（訳註：本邦になし。類似薬として，スピロノラクトン＜アルダクトンA，アルマトール＞，トリアムテレン＜ジウテレン，トリテレン＞などがある），またはサイアザイド系利尿薬（訳註：トリクロルメチアジド＜フルイトラン＞など）による治療が試みられうる（注意：サイアザイド誘発性低カリウム血症のリスク）（Jefferson ら 1987）。

　カルバマゼピン＜テグレトール＞で最もおこりやすい副作用には，神経学的症状〔例：複視，霧視（かすみ目），疲労，失調；通常は用量依存性，しばしば一時的で，薬剤の減量によって回復する〕，皮膚発疹，軽度の白血球減少症と血小板減少症（どちらも，通常は，薬剤の減量により回復する，あるいは治療を継続していても自然に回復することはあるが，頻回のモニタリングが必要である），軽度の肝酵素値の上昇，低ナトリウム血症などがある（米国精神医学会 1994b）。臨床検査値（血算，肝酵素，電解質）のモニタリングは，維持療法中は，年に 2-4 回行うことが推奨される（Greil ら 1996b）。カルバマゼピンのきわめて稀だが致死的な副作用（通常は，治療開始6ヶ月以内に起こる）として，無顆粒球症，形成不全性貧血（訳註：再生不良性貧血など），肝不全，剥脱性皮膚炎（例：スティーブンス・ジョンソン症候群），膵炎などがある（米国精神医学会 1994b）。これらの特異かつ致死的な副作用は，非常に急速に起こることから，肝臓，血液，皮膚に関する徴候や症状に関する患者教育と，副作用が起こった際に症状を報告させるように指導することが，カルバマゼピンによる治療においては不可欠である。

2.2.4 症状悪化と反復（再発）の治療

　短期，軽度の抑うつ症状〔「ブリップ（blip）」〕は，維持療法中にしばしば起こる。それらは，自制範囲内あって，反復（進展エピソード）とは対照的に，特殊な介入や維持療法計画の変更を必要としない。精神医学的マネジメント（例：服薬量の調整や再保証など），短期の不眠症および/または不安に対処するためのベンゾジアゼピンや催眠薬の付加的な治療，特殊な心理社会的ストレッサーやストレスの多いライフイベントに注意を向けることを援助する精神療法が役立つであろう（Rush 1999）。

　多くの患者では，反復（再発）の進行に先立って出現する，いくぶん予測的な症状パター

ンがある。維持療法を行っているにもかかわらず，患者がうつ病エピソードを反復した（進展エピソード）時には，治療医は，かなりの難問に直面する。早期の介入は，エピソードの長さを短くしうる（Kupfer ら 1989）。反復と「誤診」するものとしては，隠れた物質濫用，隠れた身体疾患（例：甲状腺機能不全），服薬の不徹底，有害作用の可能性などがある（Rush 1999）。気分安定薬や抗うつ薬を服用している間に，新たなうつ病エピソードを経験する患者は，治療最適化〔例：治療域の上限までの血中濃度の増加，甲状腺機能が低下していれば甲状腺ホルモンの追加（特にリチウム＜リーマス＞で治療中の患者），精神療法的介入と受診回数の増加〕にあずかることがある。患者の治療を最適化しても改善されない場合には，もう一度，適切な急性期治療を行い，その後に継続治療を行うべきである〔本ガイドライン の第 1 部（Bauer ら 2002）を参照〕。その後の維持療法の治療計画は再評価すべきであり，予防薬の選択の変更を考慮しなければならない。

2.2.5　予防抵抗性うつ病のための維持療法オプション

多くの患者においては，感情障害の予防治療が不適当でありうるという認識がある。リチウム＜リーマス＞や抗うつ薬などの標準的な薬剤で予防治療をしている間に，反復（再発）を経験する反復性うつ病患者の維持療法は，感情障害の治療における難問の 1 つである。しかし，標準的予防治療中に反復した患者の維持療法に関して医師が利用できるデータは，ほんの一部の一定の研究によるものしかない（Bauer と Helmchen 2000）。MDD 患者の維持療法のための，いくつかの任意選択を含むアルゴリズムを，図 1 に示す。抗うつ薬とリチウムの併用，リチウムとカルバマゼピン＜テグレトール＞の併用，2 つの異なる抗うつ薬の併用は，可能なオプションの 1 つである。超生理学的用量の甲状腺ホルモン（L- サイロキシン）による付加治療もまた，予防抵抗性うつ病患者の維持療法として提案されてきた（Bauer ら 2001）。しかし，これらの組合せや甲状腺ホルモン増強に対する有効性のエビデンスが少ないということは，強調されるべきである（レベル D）。

2.3　維持療法の継続と中止

長期の薬物療法を中止する最適のタイミングを予測するのは，困難である。現在のエビデンスは，反復（再発）のリスクが持続する限りは，維持療法を続けるべきであることを示唆している（Brunello ら 1995）。特に，症状 / 反復が長期間（年）にわたっておさまっている場合には，個々の患者におけるリスクを評価することは，しばしば困難である。反復の可能性は，以前のうつ病エピソードの数が多ければ，増加するようである（Angst 1999）。しかし，一部の著者らは，長い年月の薬物療法後の中止であるか否かに関係なく，反復のリスクは同等であると主張してきた（Thase 1999）。最もよく予防の恩恵にあずかった患者は，5 年以上にわたり最大量（full-dose）の薬剤を服用していた患者であったという，5 年間の対照比較研究によるエビデンスがある（レベル B）（Kupfer ら 1992）。それゆえ，一部の患者にとっては，非常に長い期間（例：10 年）の維持療法が必要であり，一部では，無期限の維持

療法が必要である（RushとKupfer 2001）。反復性の患者に対しては，特に，現在の前のエピソードが，過去5年以内に起こっていたり，寛解に至りにくかった場合には，3年間の維持療法が，ルーチンとしては最適である。特に，薬剤の中止を試みた際に，1年以内にさらなるエピソード（訳註：うつ病の）を経験したことが2，3度あるなどの大きなリスクをもつ場合には，5年から無期限の維持療法が推奨される。

中止理由には関係なく，長期薬物療法後には，反復（再発）のリスクと早期警戒徴候のリスクに関する患者教育をすべきである。抗うつ薬の長期投与中止後に起こりうる3つの現象を，区別する必要がある：（1）エピソードの反復（本来の症状の再発），（2）リバウンド（本来の症状の再発であるが，より症状が強い；典型的なものは，リチウム＜リーマス＞または抗うつ薬のあまりにも急激な中止によって起こる），（3）離脱（薬剤の中止と関連した，これまでとは異なる症状；典型的なものは，TCAやSSRIの突然の中止によって起こる）（Paykel 2001）。臨床現場においては，維持療法後は，抗うつ薬は，常にゆっくりと減量すべきである。長期間にわたり治療された患者においては，警戒徴候の早期発見をし，抗うつ薬治療の中断症候群のリスクを最小にするためにも，減薬期間は，4-6ヶ月であることが推奨される。減薬期間中は，より頻回に患者をモニタリングすべきである。さらに，再発が起こりやすい患者に対しては，中止（断薬）が終了した後も，さらに2ヶ月間のモニタリングを続けるべきである（例：特にその後の6ヶ月間は，反復のリスクが高い時期である；RushとKupfer 2001）。薬剤減量中，または減量後に，完全なうつ病エピソードが繰り返される場合には，最大治療量の投薬を，すぐに再開すべきである（AHCPR 1993）。

抗うつ薬中断症候群に関しては，ほとんど組織的研究が行われなかった。それゆえ，文献やガイドラインの推奨の大部分が，逸話的なデータまたは専門家の意見に基づいている。よくみられる抗うつ薬中断症候群の特徴は，抗うつ薬中止2，3日以内，また一部には，投薬の減量2，3日以内に起こるということで意見が一致している（Haddad 2001）。突然の投薬中止は，中断時の徴候をより起こりやすくする。それらは，TCA（特に抗コリン作用をもち，セロトニン系に作動するもの），不可逆的MAO阻害薬，SSRI，venlafaxineなどの全てのクラスの抗うつ薬に起こることが知られている（LejoyeuxとAdes 1997，EdwardsとAnderson 1999）。無作為化対照比較試験（RCT）のデータによれば，fluoxetineなどの長時間作用型の薬剤よりも，パロキセチン＜パキシル＞のような短時間作用型のSSRIの方が，中断時の徴候を起こしやすい（Rosenbaumら1998）。離脱現象〔例：（浮動性）めまい（dizziness），平衡と感覚の障害，嘔気（悪心）または嘔吐，疲労感，頭痛，不安定歩行，易刺激性，（回転性）めまい（vertigo）または失神感，不眠症〕は，うつ病の反復（再発）症状とはパターンが異なる。離脱は，通常は軽度であるが，不可逆的MAO阻害薬では，重篤なこともありうる。一般的に，これらの症状は，元の薬剤の再投与により消失する（Haddad 2001）。対照比較試験によるデータの裏付けはないが，中止による反応は，より短期間の治療では，しばしばより起こりにくい（Andersonら2000）。

2.4 単極性うつ病から双極性障害へのスイッチ（躁転）

単極性うつ病から双極性障害への経時的な診断の変更は，約10-20%の患者に認める（Angstら1978，Akiskal 1995，Solomonら1997）。抗うつ薬（特に三環系抗うつ薬）は，明らかな単極性うつ病患者の一部を躁転させる（Altshulerら1995）。若年発症のMDD，より急性の発症，多形性の（複雑な）精神病理，高率に合併する物質濫用などが，軽躁へのスイッチの臨床的予測因子として知られている（Akiskalら1995）。躁病へのスイッチが，単極性うつ病の維持療法中に起こったならば，抗うつ薬の急速な減量と，さらには躁病エピソードの治療が必須である〔躁病の治療に関する，より多くの情報は，双極性障害治療に関するWFSBPガイドライン（Grunzeら2002）を参照〕。

2.5 電気けいれん療法（ECT）

維持療法期における，ECTの有効性に関する症例報告や症例蓄積報告がある（レベルD）（NoblerとSackeim 2000）。周期的な（維持）ECTは，急性期の治療において充分に反応した患者と，特に薬物維持療法が適切でない，または薬物維持療法に失敗した患者に対して推奨されてきた（図1）。通常は，1ヶ月につき約1-2回のECT治療が推奨される。対照比較研究や転帰が明確な研究ができないために，長期の維持ECTのリスクに関する研究は知られていない。

2.6 精神療法

本ガイドラインは，第1部（Bauerら2002）と同様に，生物学的（身体的）治療に重点をおいている。それゆえ，精神療法単独または薬物療法との併用については，簡潔に言及するにとどめ，エビデンスのレベルは示さない。代わりに，参照文献を紹介する。

反復（再発）を予防するための単独治療としての維持精神療法に関しては，あまり研究がされておらず，患者が何らかの理由（例：妊娠）で服薬を希望しない，または可能でないなどの例外を除いては推奨されないが，一部の患者のための治療オプションではある（AHCPR 1993）。予備的なデータでは，認知行動療法（CBT）が，抗うつ薬療法に成功している患者を含む（Favaら1998）反復性大うつ病患者に対して，反復予防効果をもつことが示唆されている（Teasdaleら2000，Jarrettら2001）。不完全寛解のうつ病患者の反復予防にとって，CBTが有益であるといういくらかの適応がある（Favaら1998，Paykelら1999）。維持対人関係療法（IPT-M）もまた，他の研究者らによって提唱されてきた（Frankら2000）。

維持療法期における抗うつ薬と精神療法の併用効果に関しては，あまり研究されていない。軽度から中等度のうつ病患者に対して，併用療法が各々いずれかの単独療法よりも有益であることを証明した報告はない（米国精神医学会2000）。認知行動療法や対人関係療法などの

精神療法が，薬物療法と併用される場合には，通常，維持療法期における精神療法セッションの頻度は，急性期や継続期よりも少なくする（例：月に1度）。

2.7　特殊な年齢層におけるMDDの維持療法

2.7.1　小児と青年

米国小児青年期精神医学会（1998）は，小児と青年のMDDの維持療法に関して，RCTによるデータが発表されていないという点を強調した。若年者におけるうつ病の現症，後遺症，自然経過は成人と同様であるので，成人の治療のための一般ガイドラインは，若年者の治療にも適用される（米国小児青年期精神医学会 1998）。

2.7.2　高齢者

ノルトリプチリン＜ノリトレン＞は，59歳以上の高齢者の大うつ病エピソードの反復（再発）予防に関して，有効かつ安全であることが，ノルトリプチリンと精神療法の併用またはノルトリプチリン単独の，3年間のプラセボ対照比較維持試験によって確認された（Reynoldsら 1999a）。他の対照比較試験においても，高齢者の大うつ病エピソードの反復予防に関して，ノルトリプチリンは有効であった（レベルA）（Georgotasら 1989, Reynoldsら 1999b）。ノルトリプチリンは，高齢者の長期維持療法研究において，耐容性が高い。プラセボと比較して，心拍数増加の持続と口渇を除いた他のいかなる有害作用にも，有意差はなかった（Marracciniら 1999）。同様に，高齢患者では，MAOI（phenelzine）に強力な維持療法効果のあることが，プラセボ対照RCTによって知られている（レベルC）（Georgotasら 1989）。

SSRIは，高齢者の反復性うつ病の維持療法における，ノルトリプチリンの代替薬として研究されている（Reynoldsら 2001）。18ヶ月のオープン試験により，パロキセチン＜パキシル＞は，高齢者のうつ病の反復予防作用が，ノルトリプチリンと同等であることが示された（レベルC）（Bumpら 2001）。

3. 慢性うつ病性障害の治療

3.1 序言

　慢性うつ病性障害の最も著しい特徴は，治療されないことと社会的障害である。慢性のうつ病患者は，しばしば治療されていない，あるいは不十分な治療しか受けていない（Kellerら 1995a）。慢性うつ病性患者の治療反応率は，慢性でない患者と同等か，僅かに低く（40-55％）（Howland 1991），プラセボへの反応率も比較的低い（RushとThase 1997）と見積もられている。慢性うつ病の薬物療法により，症状の改善が認められれば，それは機能の回復に関連する（Millerら 1998）。これはすべて，慢性うつ病患者が薬物療法の恩恵を受ける可能性があるということを示す。大うつ病患者の残遺症状が，認知行動療法（CBT）によって改善しうるという，対照比較試験によるエビデンスもある（Favaら 1994）。慢性うつ病患者に関する別の研究により，CBTとnefazodoneを併用している患者では，いずれかおのおのの単独の治療を受けている患者よりも，反応が良いということが明らかになった（Kellerら 2000）。

3.2　気分変調性障害

　ICD-10 では，気分変調症を，重症度や個々のエピソードの期間に関して，現在は反復性うつ病性障害の診断基準を満たさない気分の慢性的な落ち込みと，広く定義している（WHO 1991）。同様に，DSM-IV では，少なくとも2年以上存在した，慢性で軽度の抑うつ性の症候群として気分変調性障害を特徴づけている（米国精神医学会 1994a）。気分変調症患者は，しばしば大うつ病性障害を重畳〔「二重うつ病」（double depression）〕している。「二重うつ病」患者は，気分変調症を重畳していない大うつ病性障害患者と比較して，完全には回復しにくい（米国精神医学会 2000）。しかし，大うつ病エピソードの治療をしている「二重うつ病」患者は，気分変調症に関しても治療の恩恵に浴している（Akiskal 1994）。

　気分変調症は，世界的な研究によれば，罹病率が平均 2.1％の，比較的ありふれた障害である（Wittchen 2000）。生涯罹病率は，3.1％（Weissmanら 1988）から 6.4％（Kesslerら 1994）と見積もられている。他の精神障害（ほとんどが大うつ病，不安障害，物質濫用であ

る）との併存（comorbidity）率が高い（75％）という疫学的エビデンスがある。

3.2.1 気分変調性障害の薬物療法

伝統的に，気分変調性障害は，慢性化することや，関連する非生物学的な人格変化からの推測により，薬物療法的介入の対象とはされてこなかった（Howland 1991）。これらの治療様式は，対照比較試験によって，よく研究されなかったにもかかわらず，精神療法と精神分析療法が，一般には第1選択の治療オプションであると考えられていた。しかし，一連の薬物療法によるプラセボ対照比較試験の結果により，近年では，この姿勢に変化がみられた（ShergillとKatona 2000）。

Desipramine（Kocsisら1996，Millerら2001），fluoxetine（Hellersteinら1993），moclobemide（Versianiら1997），イミプラミン＜トフラニール＞，sertraline（Thaseら1996，Kellerら1998b）は，プラセボよりも優れている抗うつ薬である。Phenelzineとイミプラミンとを比較した二重盲検比較試験においては，MAOI（訳註：phenelzine）でより効果的であった（Vallejo 1987）。対照比較試験によるデータの総量は限られているが，包括的なレビューでは，気分変調性障害に対する，さまざまな抗うつ薬の効果が確認された（レベルA）（World Psychiatric Association Dysthymia Working Group 1995）。気分変調症の治療に関して，さまざまな薬剤（ほとんどが抗うつ薬で，TCA，SSRI，MAO阻害薬など）とプラセボによる15のRCT（無作為化対照比較試験）のメタ解析の結果は，これらの薬剤がプラセボよりも効果的であることと，薬剤クラス間に差がないことを示した（LimaとMoncrieff 2001）。

気分変調症における薬物療法の至適期間は，対照比較試験では研究されていないが，MDDと同様に，2-3年間の抗うつ薬による治療が推奨される。TCAで治療される患者は，プラセボ対照試験において，プラセボと比較して有害事象の報告が多かった（LimaとMoncrieff 2001）。Sertralineとイミプラミンによる無作為化二重盲検試験の結果では，慢性の大うつ病患者（すなわち，2年以上の寛解しない大うつ病，または大うつ病が合併した気分変調症）は，急性期薬物療法によって，良好な治療反応を示した（Kellerら1998a）。同研究において，2つの抗うつ薬は，全般的な有効性においては同等であったが，sertralineはより耐容性が高かった。それゆえ，「以前の」抗うつ薬（例：TCA）と比較して耐容性や副作用の面で優れていることが，SSRIと他の「より新しい」抗うつ薬を，気分変調症の長期治療薬の第1候補にしている（レベルA）。

気分変調症治療における推奨用量は，大うつ病エピソードの急性期治療のために投与される用量とほぼ同量である。初回の適切な治療に反応しない気分変調症患者に対する治療オプションに関する組織的研究は，行われていない。このような事情があるので，異なるクラスの抗うつ薬への切り替えは，適切なオプションであろう。

高齢者の気分変調症に関しては，研究がなされていない状態である（Kocsis 1998）。あるプラセボ対照比較試験によれば，パロキセチン＜パキシル＞が，高齢者の気分変調症の抑うつ症状を軽減させるのに，中等度に有効であった（Williamsら2000）。

3.3 「二重うつ病」と他の慢性うつ病

慢性うつ病性障害は，全てのうつ病症例の 30-35％と見積もられてきた（Kessler ら 1994）。大うつ病患者の 25％程度に，気分変調症を合併しており，気分変調性障害患者の 50％以上が，気分変調症発症後のいずれかの時期において大うつ病エピソードを呈する（「二重うつ病」）（Keller と Shapiro 1982，Keller ら 1995b）。「二重うつ病」患者は，特に慢性化，重症化する。エピソード性の大うつ病外来患者と，「二重うつ病」外来患者とを比較した研究では，「二重うつ病」患者は，有意に障害が高度で，重度の抑うつ症状をもち，他の精神疾患との併存（comorbidity）が多く，人格障害が重度で，社会的支援レベルが低く，慢性的に極度の緊張状態にあり，第一度親族においては，双極 II 型障害や非双極性の感情障害の患者の高率を認めた（Klein ら 1988）。さらに，「二重うつ病」患者は，有意に完全回復しにくかった。

近年の無作為化対照比較試験によれば，いくつかの薬剤〔desipramine（Kocsis ら 1996），イミプラミン＜トフラニール＞と sertraline（Keller ら 1998a），nefazodone，（Keller ら 2000）〕が，二重うつ病を含む慢性うつ病の治療に有効であった（レベル A）。慢性うつ病治療の基本原則は，適切な期間にわたり，十分量の急性期治療に用いた薬剤を用いることである。完全寛解に達した後は，薬物療法の継続と維持が，再発と反復のリスクを低下させる（Kocsis ら 1996，Nierenberg 2001，Trivedi と Kleiber 2001）。慢性うつ病患者は，特に nefazodone と認知行動分析型精神療法（CBASP）の併用のような，薬物療法と精神療法の併用が有益であるというエビデンスがある（Keller ら 2000）。

4. 閾値下（subthreshold）うつ病

　過去10年間において，大うつ病性障害の域に達しない程度の抑うつ症状の重要性への理解が増してきた（AngstとErnst 1993, Sherbourneら 1994, Piniら 1999, Angstら 2000, GeiselmannとBauer 2000, SadekとBona 2000）。「閾値下うつ病」という用語は，現在では，通常，数，期間，質（程度）などが，DSMの大うつ病の診断基準を満たすのに不十分な，抑うつ性の症候群に罹患している患者と定義されている（SadekとBona 2000）。閾値下うつ病には，小うつ病性障害（MinD），反復性短期抑うつ障害（RBD）（AngstとHochstrasser 1994），症候群下症状性うつ病（subsyndromal symptomatic depression；SSD）（Juddら 1994）の基準を満たす患者も含まれる。DSM-IVにおいては，これらの障害は，特定不能（NOS）のうつ病性障害のカテゴリーに入る。MinDは，期間（訳註：2週間以上）の面では，大うつ病エピソードと同一であり，1つ以上の抑うつ症状を認めるが，（訳註：大うつ病エピソードと比較して）より症状数も障害も少ないことを，本質的な特徴とする（DSM-IV，米国精神医学会 1994a）。現在，小うつ病性障害の診断基準を満たす患者は，もし抑うつ性の症状が，精神的ストレッサー（DSM-IV）の開始3ヶ月以内で起こる場合には，「抑うつ気分を伴う適応障害」と診断されるであろう。RBDは，症状の数と重症度は，大うつ病エピソードと同一であるが，少なくとも2日，長くとも2週間未満しかエピソードが続かない。Juddら（1994）は，快楽消失（アンヘドニア）と抑うつ気分を除外した，うつ病の2つ以上の症状が同時に，またはいつもほとんどの時間に存在し，期間が少なくとも2週間であるものを，症候群下症状性うつ病（SSD）と定義した。これらの症状は，小うつ病，大うつ病そして／または気分変調症の診断基準を満たさない患者に起こる，社会的な機能不全のエビデンスに関連している。

　これらの閾値下のうつ病性障害が，一般人口中や，プライマリーケア現場において，非常に多く存在し，精神衛生システムに対してかなりのインパクトを持っているということは，強調されるべきである（Sherbourneら 1994, Juddら 1994, 1996）。

　これらの障害の薬物療法に関する対照比較試験のデータは，散見されるのみである。大多数の報告された研究は，症例報告か，オープンラベル研究か，後ろ向き解析である（RapaportとJudd 1998, Stamenkovicら 1998, Piniら 1999）。反復性短期抑うつ障害患者に対する1つのRCTでは，fluoxetineは，反復を予防するのに，プラセボよりも優れて

はいなかった（Montgomery ら 1994）。しかし，fluoxetine によるオープンラベル試験では，反復の頻度が有意に減少していた（Stamenkovic ら 2001）。小うつ病に対する RCT では，パロキセチン＜パキシル＞は，マプロチリン＜ルジオミール＞と比較してより高い反応率を示したが，プラセボとの比較は行っていなかった（Szegedi ら 1997）。高齢者の小うつ病に対する RCT では，パロキセチンが，プラセボ＋臨床管理群と比較して，より高度かつ急速に，抑うつ症状を改善していた（Williams ら 2000）。

　閾値下のうつ病性障害における対照比較試験のデータは限られていることより，エビデンスに基づく治療推奨は行うことができない。発症して間もない症例に対する頻回のモニタリングと問題解決療法が役立つかもしれない。さらに，耐容性の高い抗うつ薬のうちの１つによる治療は，より慢性で寛解しない症例には試みる価値がある。よく定義された（疾患の）患者群に対する，抗うつ薬の RCT が望まれる。同じことは，抑うつ気分を伴う適応障害の治療にもあてはまる（Jones ら 1999）。

開示記載：本 WFSBP ガイドラインの製作には，いかなる商業的な財政援助も受けなかった。

文　献

AHCPR (Agency for Health Care Policy and Research) (1993) Depression Guidelines Panel. Depression in Primary Care: Clinical Practice Guideline No. 5. AHCPR pub. No. 93-0550. Rockville, MD.

AHCPR (Agency for Health Care Policy and Research) (1999) Evidence Report on Treatment of Depression: Newer Pharmacotherapies. San Antonio Evidence-Based Practice Center. Washington, DC, AHCPR, Evidence-Based Practice Centers. AHCPR pub. No. 99-E014.

Akiskal HS (1994) Dysthymic and cyclothymic depressions: therapeutic considerations. J Clin Psychiatry 55 (suppl. 4): 46-52.

Akiskal HS, Cassano GB (1997) (eds.) Dysthymia and the Spectrum of Chronic Depressions. New York, N.Y., Guilford Press.

Akiskal HS, Maser JD, Zeller PJ, Endicott J, Coryell W, Keller M, Warshaw M, Clayton P, Goodwin F (1995) Switching from 'unipolar' to bipolar II. An 11-year prospective study of clinical and temperamental predictors in 559 patients. Arch Gen Psychiatry 52: 114-123.

Altshuler LL, Post RM, Leverich GS, Mikalauskas K, Rosoff A, Ackerman L (1995) Antidepressant-induced mania and cycle acceleration: a controversy revisited. Am J Psychiatry 152: 1130-1138.

American Academy of Child and Adolescent Psychiatry (米国小児青年期精神医学会) (1998) Practice parameters for the assessment and treatment of children and adolescents with depressive disorders. J Am Acad Child Adolesc Psychiatry 37 (suppl): 63S-83S.

American Psychiatric Association (米国精神医学会)(1994a) Diagnostic and statistical manual of mental disorders, 4th revision (DSM-IV). American Psychiatric Press, Washington DC.

American Psychiatric Association (米国精神医学会)(1994b) Practice guideline for the treatment of patients with bipolar disorder. Am J Psychiatry 151 (suppl 12): 1-36.

American Psychiatric Association (米国精神医学会)(2000) Practice guideline for the treatment of patients with major depressive disorder (revision). Am J Psychiatry 157 (April 2000 suppl): 1-45.

Anderson IM, Nutt DJ, Deakin JF (2000) Evidence-based guidelines for treating depressive disorders with antidepressants: a revision of the 1993 British Association for Psychopharmacology guidelines. British Association for Psychopharmacology. J Psychopharmacol 14: 3-20

Andrews G (2001) Should depression be managed as a chronic disease? BMJ 322: 419-421

Angst J (1986) The course of affective disorders. Psychopathology 19 (suppl 2): 47-52

Angst J (1999) Major depression in 1998: are we providing optimal therapy? J Clin Psychiatry 60 (suppl 6): 5-9.

Angst J, Ernst C (1993) Current concepts of the classification of affective disorders. Int Clin Psychopharmacol 8: 211-215.

Angst J, Hochstrasser B (1994) Recurrent brief depression: the Zurich Study. J Clin Psychiatry 55 (suppl): 3-9.

Angst J, Merikangas K (1997) The depressive spectrum: diagnostic classification and course. J Affect Disord 45: 31-39.

Angst J, Felder W, Frey R, Stassen HH (1978) The course of affective disorders. I. Change of diagnosis of monopolar, unipolar, and bipolar illness. Arch Psychiatr Nervenkr 226: 57-64.

Angst J, Sellaro R, Merikangas KR (2000) Depressive spectrum diagnoses. Compr Psychiatry 41 (suppl. 1): 39-47.

Bauer M, Helmchen H (2000) General principles of the treatment of depressive and manic disorders. In: Helmchen H, Henn F, Lauter H, Sartorius (eds.) Contemporary Psychiatry. Vol. 3. Springer, Heidelberg, pp. 305-316.

Bauer M, Priebe S, Berghöfer A, Bschor T, Kiesslinger U, Whybrow PC (2001) Subjective response to and tolerability of long-term supraphysiological doses of levothyroxine in refractory mood disorders (2001) J Affect Disord 64: 35-42.

Bauer M, Whybrow PC, Angst J, Versiani M, Möller HJ, WFSBP Task Force on Unipolar Depressive Disorders (2002) World Federation of Societies of Biological Psychiatry (WFSBP) Guidelines for biological treatment of unipolar depressive disorders, Part 1: Acute and continuation treatment of major depressive disorder. World J Biol Psychiatr 3: 5-43.

Bendz H, Aurell M, Balldin J, Mathe AA, Sjodin I (1994) Kidney damage in long-term lithium patients: a cross-sectional study of patients with 15 years or more on lithium. Nephrol Dial Transplant 9: 1250-1254.

Bezchlibnyk-Butler KZ, Jeffries JJ (1996) Clinical Handbook of Psychotropic Drugs. Hogrefe & Huber Publishers, Seattle.

Birch NJ, Grof P, Hullin RP, Kehoe RF, Schou M, Srinivasan DP (1993) Lithium prophylaxis: proposed guidelines for good clinical practice. Lithium 4: 225-230.

Bocchetta A, Ardau R, Burrai C, Chillotti C, Quesada G, Del Zompo M (1998) Suicidal behavior on and off lithium prophylaxis in a group of patients with prior suicide attempts. J Clin Psychopharmacol 18: 384-389.

Brunello N, Burrows GD, Jönsson CPB, Judd LL, Kasper S, Keller MB, Kupfer D J, Lecrubier Y, Mendlewicz J, Montgomery SA, Nemeroff CB, Preskorn S, Racagni G, Rush AJ (1995) Critical issues in the treatment of affective disorders. Depression 3: 187-198.

Bump GM, Mulsant BH, Pollock BG, Mazumdar S, Begley AE, Dew MA, Reynolds CF 3rd (2001) Paroxetine versus nortriptyline in the continuation and maintenance treatment of depression in the elderly. Depress Anxiety 13: 38-44.

Burgess S, Geddes J, Hawton K, Townsend E, Jamison K, Goodwin G (2001) Lithium for maintenance treatment of mood disorders (Cochrane Review). In: The Cochrane Library, Issue 3. Oxford: Update Software.

CANMAT (Canadian Psychiatric Association and the Canadian Network for Mood and Anxiety Treatments) (2000) Clinical Guidelines for the Treatment of Depressive Disorders. Can J Psychiatry 46 (suppl 1): 1S-90S.

Coppen A (2000) Lithium in unipolar depression and the prevention of suicide. J Clin Psychiatry 61 (suppl 9): 52-56.

Coppen A, Standish-Barry H, Bailey J, Houston G, Silcocks P, Hermon C (1990) Long-term lithium and mortality. Lancet 335: 1347.

Davis JM, Janicak PG, Hogan DM (1999) Mood stabilizers in the prevention of recurrent affective disorders: a meta-analysis. Acta Psychiatr Scand 100: 406-417.

Dawson R, Lavori PW, Coryell WH, Endicott J, Keller MB (1998) Maintenance strategies for unipolar depression: an observational study of levels of treatment and recurrence. J Affect Disord 49: 31-44.

DGPPN (Deutsche Gesellschaft für Psychiatrie, Psychotherapie und Nervenheilkunde) (2000) Praxisleitlinien in Psychiatrie und Psychotherapie (Gaebel W, Falkai P, Redaktion) Band 5. Behandlungsleitlinie Affektive Erkrankungen. Steinkopff, Darmstadt.

Dunner DL (1998) Lithium carbonate: maintenance studies and consequences of withdrawal. J Clin Psychiatry 59 (suppl 6): 48-55.

Edwards JG, Anderson I (1999) Systematic review and guide to selection of selective serotonin reuptake inhibitors. Drugs 57: 507-533.

Fava GA, Grandi S, Zielezny M, Canestrari R, Morphy MA (1994) Cognitive behavioral treatment of residual symptoms in primary major depressive disorder. Am J Psychiatry 151: 1295-1299.

Fava GA, Rafanelli C, Grandi S, Conti S, Belluardo P (1998) Prevention of recurrent depression with cognitive behavioral therapy: preliminary findings. Arch Gen Psychiatry 55: 816-820.

Franchini L, Gasperini M, Perez J, Smeraldi E, Zanardi R (1998) Dose-response efficacy of paroxetine in preventing depressive recurrences: a randomized, double-blind study. J Clin Psychiatry 59: 229-232.

Frank E, Kupfer DJ, Perel JM, Cornes C, Jarrett DB, Mallinger AG, Thase ME, McEachran AB, Grochocinski VJ (1990) Three-year outcomes for maintenance therapies in recurrent depression. Arch Gen Psychiatry 47: 1093-1099.

Frank E, Prien RF, Jarrett RB, Keller MB, Kupfer DJ, Lavori PW, Rush AJ, Weissman MM (1991) Conceptualization and rationale for consensus definitions of terms in major depressive disorder. Remission, recovery, relapse, and recurrence. Arch Gen Psychiatry 48 :851-855.

Frank E, Kupfer DJ, Perel JM, Cornes C, Mallinger AG, Thase ME, McEachran AB, Grochocinski VJ (1993) Comparison of full-dose versus half-dose pharmacotherapy in the maintenance treatment of recurrent depression. J Affect Disord 27: 139-145.

Frank E, Thase ME, Spanier C, Cyranowski JM, Siegel L (2000) Psychotherapy of affective disorders. In: Helmchen H, Henn F, Lauter H, Sartorius (eds.) Contemporary Psychiatry. Vol. 3. Springer, Heidelberg, pp. 348-363.

Geiselmann B, Bauer M (2000) Subthreshold depression in the elderly: qualitative or quantitative distinction? Compr Psychiat 41 (suppl 1): 32-38.

Georgotas A, McCue RE, Cooper TB (1989) A placebo-controlled comparison of nortriptyline and phenelzine in maintenance therapy of elderly depressed patients. Arch Gen Psychiatry 46: 783-786.

Gilaberte I, Montejo AL, de la Gandara J, Perez-Sola V, Bernardo M, Massana J, Martin-Santos R, Santiso A, Noguera R, Casais L, Perez-Camo V, Arias M, Judge R; Fluoxetine Long-Term Study Group (2001) Fluoxetine in the prevention of depressive recurrences: a double-blind study. J Clin Psychopharmacol 21: 417-424.

Gitlin M (1999) Lithium and the kidney. An updated review. Drug Safety 20:231-243.

Goodwin FK, Jamison KR (1990) Manic-depressive illness. New York: Oxford University Press.

Greenhouse JB, Stangl D, Kupfer DJ, Prien RF (1991) Methodologic issues in maintenance therapy clinical trials. Arch Gen Psychiatry 48: 313-318.

Greil W, Ludwig-Mayerhofer W, Erazo N, Engel RR, Czernik A, Giedke H, Müller-Oerlinghausen B, Osterheider M, Rudolf GAE, Sauer H, Tegeler J, Wetterling T (1996a) Comparative efficacy of lithium and amitriptyline in the maintenance treatment of recurrent unipolar depression: a randomised study. J Affect Disord 40: 179-190.

Greil W, Sassim N, Ströbel-Sassim (1996b) Manic-Depressive Illness: Therapy with Carbamazepine. Thieme, Stuttgart New York.

Grof P (1998) Has the effectiveness of lithium changed? Impact of the variety of lithium's effects. Neuropsychopharmacol 19: 183-188.

Grunze H, Kasper S, Goodwin G, Bowden C, Möller HJ, WFSBP Task Force on Bipolar Affective Disorders (2002) World Federation of Societies of Biological Psychiatry (WFSBP) Guidelines for biological treatment of bipolar disorders, Part 1: Acute treatment of bipolar depression. World J Biol Psychiatry 3:115-124.

Haddad PM (2001) Antidepressant discontinuation syndromes. Drug Saf 24:183-197.

Hellerstein DJ, Yanowitch P, Rosenthal J, Samstag LW, Maurer M, Kasch K, Burrows L, Poster M, Cantillon M, Winston A (1993) A randomized double-blind study of fluoxetine versus placebo in the treatment of dysthymia. Am J Psychiatry 150: 1169-1175.

Hochstrasser B, Isaksen PM, Koponen H, Lauritzen L, Mahnert FA, Rouillon F, Wade AG, Andersen M, Pedersen SF, Swart JC, Nil R (2001) Prophylactic effect of citalopram in unipolar, recurrent depression: placebo-controlled study of maintenance therapy. Br J Psychiatry 178: 304-310.

Howland RH (1991) Pharmacotherapy of dysthymia: a review. J Clin Psychopharmacol 11: 83-92.

Jarrett RB, Kraft D, Doyle J, Foster BM, Eaves GG, Silver PC (2001) Preventing recurrent depression using cognitive therapy with and without a continuation phase: a randomized clinical trial. Arch Gen Psychiatry 58: 381-388.

Jefferson JW, Greist JH, Ackerman DL, Carroll JA (1987) Lithium Encyclopedia for Clinical Practice (Second Edition). American Psychiatric Press, Inc., Washington, DC.

Jones R, Yates WR, Williams S, Zhou M, Hardman L (1999) Outcome for adjustment disorder with depressed mood: comparison with other mood disorders. J Affect Disord 55: 55-61.

Judd LL (1997) The clinical course of unipolar major depressive disorders. Arch Gen Psychiatry 54: 989-991.

Judd LL, Akiskal HS (2000) Delineating the longitudinal structure of depressive illness:

beyond clinical subtypes and duration thresholds. Pharmacopsychiatry 33: 3-7.

Judd LL, Rapaport MH, Paulus MP, Brown JL (1994) Subsyndromal symptomatic depression: a new mood disorder? J Clin Psychiatry 55 (suppl): 18-28.

Judd LL, Paulus MP, Wells KB, Rapaport MH (1996) Socioeconomic burden of subsyndromal depressive symptoms and major depression in a sample of the general population. Am J Psychiatry 153: 1411-1417.

Judd LL, Akiskal HS, Maser JD, Zeller PJ, Endicott J, Coryell W, Paulus MP, Kunovac JL, Leon AC, Mueller TI, Rice JA, Keller MB (1998) A prospective 12-year study of subsyndromal and syndromal depressive symptoms in unipolar major depressive disorders. Arch Gen Psychiatry 55: 694-700.

Judd LL, Paulus MJ, Schettler PJ, Akiskal HS, Endicott J, Leon AC, Maser JD, Mueller T, Solomon DA, Keller MB (2000) Does incomplete recovery from first lifetime major depressive episode herald a chronic course of illness? Am J Psychiatry 157: 1501-1504.

Kane JM, Quitkin FM, Rifkin A, Ramos-Lorenzi JR, Nayak DD, Howard A (1982) Lithium carbonate and imipramine in the prophylaxis of unipolar and bipolar II illness: a prospective, placebo-controlled comparison. Arch Gen Psychiatry 39:1065-1069.

Katon W, Rutter C, Ludman EJ, Von Korff M, Lin E, Simon G, Bush T, Walker E, Unutzer J (2001) A randomized trial of relapse prevention of depression in primary care. Arch Gen Psychiatry 58: 241-247.

Keller MB, Shapiro RW (1982) "Double depression": superimposition of acute depressive episodes on chronic depressive disorders. Am J Psychiatry 139: 438-442.

Keller MB, Lavori PW, Rice J, Coryell W, Hirschfeld RMA (1986) The persistent risk of chronicity in recurrent episodes of nonbipolar major depressive disorder: a prospective follow-up. Am J Psychiatry 143: 24-28.

Keller MB, Klein DN, Hirschfeld RM, Kocsis JH, McCullough JP, Miller I, First MB, Holzer CP 3rd, Keitner GI, Marin DB, Shea T (1995a) Results of the DSM-IV mood disorders field trial. Am J Psychiatry 152: 843-849.

Keller MB, Harrison W, Fawcett JA, Gelenberg A, Hirschfeld RM, Klein D, Kocsis JH, McCullough JP, Rush AJ, Schatzberg A, et al (1995b) Treatment of chronic depression with sertraline or imipramine: preliminary blinded response rates and high rates of undertreatment in the community. Psychopharmacol Bull 31: 205-212.

Keller MB, Gelenberg AJ, Hirschfeld RM, Rush AJ, Thase ME, Kocsis JH, Markowitz JC, Fawcett JA, Koran LM, Klein DN, Russell JM, Kornstein SG, McCullough JP, Davis SM, Harrison WM (1998a) The treatment of chronic depression, part 2: a double-blind, randomized trial of sertraline and imipramine. J Clin Psychiatry 59: 598-607.

Keller MB, Kocsis JH, Thase ME, Gelenberg AJ, Rush AJ, Koran L, Schatzberg A, Russell J, Hirschfeld R, Klein D, McCullough JP, Fawcett JA, Kornstein S, LaVange L, Harrison W (1998b) Maintenance phase efficacy of sertraline for chronic depression: a randomized controlled trial. JAMA 280: 1665-1672.

Keller MB, McCullough JP, Klein DN, Arnow B, Dunner DL, Gelenberg AJ, Markowitz JC, Nemeroff CB, Russel JM, Thase ME, Trivedi MH, Zajecka J, Blalock J, Borian FE, DeBattista C, Fawcett J, Hirschfeld RMA, Jody DN, Keitner G, Kocsis JH; Koran LM, Kornstein SG, Manber R, Miller I, Ninan PT, Rothbaum BA, Rush J, Schatzberg AF, Vivian D (2000) A comparison of nefazodone, the cognitive behavioral-analysis system of psychotherapy, and their combination for the treatment of chronic depression. N Engl J Med 342: 1462-1470.

Kessler RC, McGonagle KA, Zhao S, Nelson CB, Hughes M, Eshleman S, Wittchen HU, Kendler KS (1994) Lifetime and 12-month prevalence of DSM-III-R psychiatric disorders in the United States. Arch Gen Psychiatry 51: 8-19.

Kiloh LG, Andrews G, Neilson MD (1988) The long-term outcome of depression. Br J Psychiatry 153: 752-757.

Klerman GL, Weissman MM (1989) Increasing rates of depression. JAMA 261: 2229-2235.

Klein DN, Taylor EB, Harding K, Dickstein S (1988) Double depression and episodic major depression: demographic, clinical, familial, personality, and socioenvironmental characteristics and short-term outcome. Am J Psychiatry 145: 1226-1231.

Kleiner J, Altshuler L, Hendrick V, Hershman JM (1999) Lithium-induced subclinical hypothyroidism: review of the literature and guidelines for treatment. J Clin Psychiatry 60: 249-255.

Kocsis JH (1998) Geriatric dysthymia. J Clin Psychiatry 59 (suppl. 10): 13-15.

Kocsis JH, Friedman RA, Markowitz JC, Leon AC, Miller NL, Gniwesch L, Parides M (1996) Maintenance therapy for chronic depression. A controlled clinical trial of desipramine. Arch Gen Psychiatry 53: 769-774.

Kovacs M, Devlin B, Pollock M, Richards C, Mukerji P (1997) A controlled family history study of childhood-onset depressive disorder. Arch Gen Psychiatry 54: 613-623.

Kupfer DJ (1993) Managment of recurrent depression. J Clin Psychiatry 54 (suppl 2): 29-33.

Kupfer DJ, Frank E, Perel JM (1989) The advantage of early treatment intervention in recurrent depression. Arch Gen Psychiatry 46: 771-775.

Kupfer DJ, Frank E, Perel JM, Cornes C, Mallinger AG, Thase ME, McEachran AB, Grochocinski VJ (1992) Five-year outcome for maintenance therapies in recurrent depression. Arch Gen Psychiatry 49: 769-773.

Lam RW, Levitt AJ (1999) (eds) Canadian Consensus Guidelines for the Treatment of Seasonal Affective Disorder. Clinical & Academic Publishing, Vancouver, BC, Canada.

Lazarus JH (1998) The effects of lithium therapy on thyroid and thyrotropin-releasing hormone. Thyroid 8: 909-913.

Lejoyeux M, Ades J (1997) Antidepressant discontinuation: a review of the literature. J Clin Psychiatry 58 (suppl 7): 11-15.

Lima MS, Moncrieff J (2001) Drugs versus placebo for dysthymia (Cochrane Review). In: The Cochrane Library, Issue 1, 2001. Oxford: Update Software.

Marraccini RL, Reynolds CF 3rd, Houck PR, Miller MD, Frank E, Perel JM, Cornes C, Mazumdar S, Kupfer DJ (1999) A double-blind, placebo-controlled assessment of nortriptyline's side-effects during 3-year maintenance treatment in elderly patients with recurrent major depression. Int J Geriatr Psychiatry 14: 1014-1018.

Miller IW, Keitner GI, Schatzberg AF, Klein DN, Thase ME, Rush AJ, Markowitz JC, Schlager DS, Kornstein SG, Davis SM, Harrison WM, Keller MB (1998) The treatment of chronic depression, part 3: psychosocial functioning before and after treatment with sertraline or imipramine. J Clin Psychiatry 59: 608-619.

Miller NL, Kocsis JH, Leon AC, Portera L, Dauber S, Markowitz JC (2001) Maintenance desipramine for dysthymia: a placebo-controlled study. J Affect Disord 64: 231-237.

Montgomery SA (1994) Long-term treatment of depression. Br J Psychiatry 165 (suppl 26): 31-36.

Montgomery SA (1999) New developments in the treatment of depression. J Clin Psychiatry 60 (suppl 14): 10-15.

Montgomery SA, Dunbar G (1993) Paroxetine is better than placebo in relapse prevention and the prophylaxis of recurrent depression. Int Clin Psychopharmacol 8: 189-195.

Montgomery DB, Roberts A, Green M, Bullock T, Baldwin D, Montgomery SA (1994) Lack of efficacy of fluoxetine in recurrent brief depression and suicidal attempts. Eur Arch Psychiatry Clin Neurosci 244: 211-215.

Montgomery SA, Reimitz PE, Zivkov M (1998) Mirtazapine versus amitriptyline in the long-term treatment of depression: a double-blind placebo-controlled study. Int Clin Psychopharmacol 13: 63-73.

Mueller TI, Leon AC, Keller MB, Solomon DA, Endicott J, Coryell W, Warshaw M, Maser

JD (1999) Recurrence after recovery from major depressive disorder during 15 years of observational follow-up. Am J Psychiatry 156: 1000-1006.

Müller-Oerlinghausen B, Ahrens B, Grof E, Grof P, Lenz G, Schou M, Simhandl C, Thau K, Volk J, Wolf R, Wolf T (1992) The effect of long-term lithium treatment on the mortality of patients with manic-depressive and schizoaffective illness. Acta Psychiatr Scand 86: 218-222.

Müller-Oerlinghausen B, Wolf T, Ahrens B, Schou M, Grof E, Grof P, Lenz G, Simhandl C, Thau K, Wolf R (1994) Mortality during initial and during later lithium treatment: A collaborative study by the International Group for the Study of Lithium-treated Patients (IGSLI). Acta Psychiatr Scand 90: 295-297.

Nierenberg AA (2001) Long-term management of chronic depression. J Clin Psychiatry 62 (suppl 6): 17-21.

NIMH Consensus Development Conference（ＮＩＭＨコンセンサス開発会議）(1985) Consensus Development Conference Statement. Mood disorders: pharmacologic prevention of recurrences. Am J Psychiatry 142: 469-476.

Nobler MS, Sackeim HA (2000) Electroconvulsive therapy. In: Helmchen H, Henn F, Lauter H, Sartorius (eds.) Contemporary Psychiatry. Vol. 3. Springer, Heidelberg, pp. 425-434.

Paykel ES (2001) Continuation and maintenance therapy in depression. Br Med Bull 57: 145-59

Paykel ES, Scott J, Teasdale JD, Johnson AL, Garland A, Moore R, Jenaway A, Cornwall PL, Hayhurst H, Abbott R, Pope M (1999) Prevention of relapse in residual depression by cognitive therapy. A controlled trial. Arch Gen Psychiatry 56: 829-835.

Peretti S, Judge R, Hindmarch I (2000) Safety and tolerability considerations: tricyclic antidepressants vs. selective serotonin reuptake inhibitors. Acta Psychiatr Scand 403 (Suppl 2000): 17-25.

Pini S, Perkonnig A, Tansella M, Wittchen HU, Psich D (1999) Prevalence and 12-month outcome of threshold and subthreshold mental disorders in primary care. J Affect Disord 56: 37-48.

Placidi GF, Lenzi A, Lazzerini F, Cassano GB, Akiskal HS (1986) The comparative efficacy and safety of carbamazepine versus lithium: a randomized, double-blind 3-year trial in 83 patients. J Clin Psychiatry 47: 490-494.

Prien RF, Kocsis JH (1995) Long-term treatment of mood disorders. In: Floyd EB, Kupfer DJ (eds) Psychopharmacology: The Fourth Generation of Progress. Raven, New York, pp. 1067-1079.

Prien RF, Kupfer DJ, Mansky PA, Small JG, Tuason VB, Voss CB, Johnson WE (1984)

Drug therapy in the prevention of recurrences in unipolar and bipolar affective disorders. Report of the NIMH Collaborative Study Group comparing lithium carbonate, imipramine, and a lithium carbonate-imipramine combination. Arch Gen Psychiatry 41: 1096-1104.

Rapaport MH, Judd LL (1998) Minor depressive disorder and subsyndromal depressive symptoms: functional impairment and response to treatment. J Affect Disord 48: 227-232.

Reynolds CF 3rd, Alexopoulos GS, Katz IR, Lebowitz BD (2001) Chronic depression in the elderly: approaches for prevention. Drugs Aging 18: 507-514.

Reynolds CF 3rd, Frank E, Perel JM, Imber SD, Cornes C, Miller MD, Mazumdar S, Houck PR, Dew MA, Stack JA, Pollock BG, Kupfer DJ (1999a) Nortriptyline and interpersonal psychotherapy as maintenance therapies for recurrent major depression: a randomized controlled trial in patients older than 59 years. JAMA 281: 39-45.

Reynolds CF 3rd, Perel JM, Frank E, Cornes C, Miller MD, Houck PR, Mazumdar S, Stack JA, Pollock BG, Dew MA, Kupfer DJ (1999b) Three-year outcomes of maintenance nortriptyline treatment in late-life depression: a study of two fixed plasma levels. Am J Psychiatry 156: 1177-1181.

Rosenbaum JF, Fava M, Hoog SL, Ascroft RC, Krebs WB (1998) Selective serotonin reuptake inhibitor discontinuation syndrome: a randomized clinical trial. Biol Psychiatry 44: 77- 87.

Rush AJ (1999) Strategies and tactics in the management of maintenance treatment for depressed patients. J Clin Psychiatry 60 (suppl 14): 21-26.

Rush AJ, Kupfer DJ (2001) Strategies and tactics in the treatment of depression. In: Gabbard GO (ed.) Treatment of Psychiatric Disorders. Third Edition. American Psychiatric Publishing, Inc. Washington, DC, pp. 1417-1439.

Rush AJ, Thase ME (1997) Strategies and tactics in the treatment of chronic depression. J Clin Psychiatry 58 (suppl 13): 14-22.

Sadek N, Bona J (2000) Subsyndromal symptomatic depression: a new concept. Depress Anxiety 12: 30-39.

Sherbourne CD, Wells KB, Hays RD, Rogers W, Burnam MA, Judd LL (1994) Subthreshold depression and depressive disorder: clinical characteristics of general medical and mental health specialty outpatients. Am J Psychiatry 151: 1777-1784.

Schou M (1989) Lithium prophylaxis: myths and realities. Am J Psychiatry 146: 573-576

Schou M (1997) Forty years of lithium treatment. Arch Gen Psychiatry 54: 9-13.

Schou M (2000) Suicidal behavior and prophylactic lithium treatment of major mood disorders: a review of reviews. Suicide Life Threat Behav 30: 289-293.

Scott J (1988) Chronic depression. Br J Psychiatry 153: 287-297.

Shekelle PG, Woolf SH, Eccles M, Grimshaw J (1999) Developing guidelines. BJM 318: 593-596.

Shergill SS, Katona CLE (2000) Pharmacotherapy of affective disorders. In: Helmchen H, Henn F, Lauter H, Sartorius (eds.) Contemporary Psychiatry. Vol. 3. Springer, Heidelberg, pp. 317-336.

Shrivastava RK, Cohn C, Crowder J, Davidson J, Dunner D, Feighner J, Kiev A, Patrick R (1994) Long-term safety and clinical acceptability of venlafaxine and imipramine in outpatients with major depression. J Clin Psychopharmacol 14: 322-329.

Simhandl C, Denk E, Thau K (1993) The comparative efficacy of carbamazepine low and high serum level and lithium carbonate in the prophylaxis of affective disorders. J Affect Disord 28: 221-231.

Solomon DA, Bauer MS (1993) Continuation and maintenance pharmacotherapy for unipolar and bipolar mood disorders. Psychiatr Clin North Am 16: 515-540.

Solomon DA, Keller MB, Leon AC, Mueller TI, Shea MT, Warshaw M, Maser JD, Coryell W, Endicott J (1997) Recovery from major depression. A 10-year prospective follow-up across multiple episodes. Arch Gen Psychiatry 54: 1001-1006.

Souza FGM, Goodwin GM (1991) Lithium treatment and prophylaxis in unipolar depression: a meta-analysis. Br J Psychiatry 158: 666-675.

Spina E, Pisani F, Perucca E (1996) Clinically significant pharmacokinetic drug interactions with carbamazepine. An update. Clin Pharmacokinet 31: 198-214.

Stamenkovic M, Pezawas L, de Zwaan M, Aschauer HN, Kasper S (1998) Mirtazapine in recurrent brief depression. Int Clin Psychopharmacol 13: 39-40.

Stamenkovic M, Blasbichier T, Riederer F, Pezawas L, Brandstatter N, Aschauer HN, Kasper S (2001) Fluoxetine treatment in patients with recurrent brief depression. Int Clin Psychopharmacol 16: 221-226.

Szegedi A, Wetzel H, Angersbach D, Philipp M, Benkert O (1997) Response to treatment in minor and major depression: results of a double-blind comparative study with paroxetine and maprotiline. J Affect Disord 45: 167-178.

Teasdale JD, Segal ZV, Williams JM, Ridgeway VA, Soulsby JM, Lau MA (2000) Prevention of relapse / recurrence in major depression by mindfulness-based cognitive therapy. J Consult Clin Psychol 68: 615-623.

Terra JL, Montgomery SA (1998) Fluvoxamine prevents recurrence of depression: results of a long-term, double-blind, placebo-controlled study. Int Clin

Psychopharmacol 13: 55-62.

Thase ME (1999) Long-term nature of depression. J Clin Psychiatry 60 (suppl 14): 3-9.

Thase ME, Fava M, Halbreich U, Kocsis JH, Koran L, Davidson J, Rosenbaum J, Harrison W (1996) A placebo-controlled, randomized clinical trial comparing sertraline and imipramine for the treatment of dysthymia. Arch Gen Psychiatry 53: 777-784.

Thies-Flechtner K, Muller-Oerlinghausen B, Seibert W, Walther A, Greil W (1996) Effect of prophylactic treatment on suicide risk in patients with major affective disorders. Data from a randomized prospective trial. Pharmacopsychiatry 29: 103-107.

Tondo L, Jamison KR, Baldessarini RJ (1997) Effect of lithium maintenance on suicidal behavior in major mood disorders. Ann N Y Acad Sci 836: 339-351.

Trivedi MH, Kleiber BA (2001) Algorithm for the treatment of chronic depression. J Clin Psychiatry 62(suppl. 6): 22-29.

Vallejo J, Gasto C, Catalan R, Salamero M (1987) Double-blind study of imipramine versus phenelzine in melancholias and dysthymic disorders. Br J Psychiatry 151: 639-642.

Versiani M, Amrein R, Stabl M (1997) Moclobemide and imipramine in chronic depression (dysthymia): an international double-blind, placebo-controlled trial. International Collaborative Study Group. Int Clin Psychopharmacol 12: 183-193.

Weissman MM, Leaf PJ, Bruce ML, Florio L (1988) The epidemiology of dysthymia in five communities: rates, risks, comorbidity, and treatment. Am J Psychiatry 145: 815-819.

Wells KB, Burnam MA, Rogers W, Hays R, Camp P (1992) The course of depression in adult outpatients. Results from the Medical Outcomes Study. Arch Gen Psychiatry 49: 788-794.

Williams JW Jr, Barrett J, Oxman T, Frank E, Katon W, Sullivan M, Cornell J, Sengupta A (2000) Treatment of dysthymia and minor depression in primary care: A randomized controlled trial in older adults. JAMA 284: 1519-1526.

Wittchen HU (2000) Epidemiology of affective disorders. In: Helmchen H, Henn F, Lauter H, Sartorius (eds.) Contemporary Psychiatry. Vol. 3. Springer, Heidelberg, pp. 231-241.

WHO (World Health Organization)(世界保健機構)(1991) Tenth revision of the international classification of diseases, Chapter V (F): Mental and behavioural disorders. World Health Organization.

World Psychiatric Association Dysthymia Working Group (1995) Dysthymia in clinical practice. Br J Psychiatry 166: 174-183.

索　引

〈和文索引〉

【あ】

アミトリプチリン　4,15,20,21,22,51,94,97
アモキサピン　15
アルツハイマー病　51
閾値下うつ病　6,89,107
維持対人関係療法（IPT-M）　102
維持療法　86
維持予防療法　92
一般身体疾患　50
遺伝子多型　26
イミプラミン　14,15,21,51,94,97,105,106
うつ病エピソード　4,6
運動訓練（エクササイズ・トレーニング）　39
エストロゲン　5,30
エビデンス　8,91
オランザピン　30,32,37

【か】

カルバマゼピン　30,52,87,96,97,99,100
癌　50
寛解　23,92
間接コスト　11
感染症　50
季節性感情障害（SAD）　36
気分変調症　104
気分変調性障害　6,89,104
急性期治療　14,46
急速（rapid）代謝者　26
急速（rapid）代謝者（代謝能過剰者）　25
強迫症状　45

強迫性障害（OCD）　45
禁忌　21
クエチアピン　37
クッシング病　50
クロナゼパム　44
クロミプラミン　4,15,21,22,45,51,52
クロルプロマジン　38
継続期治療　48
継続治療　42
経頭皮磁気刺激（TMS）　39
血中濃度　24,50
ケトコナゾール　30,40
5-HT$_2$受容体拮抗薬　17
抗うつ薬　4,86,93
抗うつ薬中断症候群　101
抗コリン作用　49
抗コリン性副作用　21
甲状腺機能低下症　98
甲状腺腫　98
甲状腺ホルモン　5,31,39
甲状腺ホルモン（L-サイロキシン）　100
抗精神病薬　37
行動療法　35
抗不安薬　38
高齢者　48,103
コスト（経費）　11
コンプライアンス　26,98

【さ】

催奇形性　52
再発　88
残遺症状を伴う反応　23
三環系抗うつ薬（TCA）　4,17,86

3級アミン　20
産褥期（分娩後）のうつ病　52
産褥期（分娩後）のブルース　52
ジアゼパム　44
自殺　11,22,34
視床下部-脳下垂体-副腎（HPA）「ストレス」系　40
時点罹患率　9
シトクロム CYP450　96
シトクロム P450 系（CYP450）　26
重畳　104
受診頻度　14
授乳　52
小うつ病性障害（MinD）　107
生涯罹患率　9
症候群下症状性うつ病（subsyndromal symptomatic depression;SSD）　107
小児　46,103
人格障害　24
心筋梗塞　50
腎障害　98
新生児毒性　52
診断基準　10
心理社会的ストレッサー　24,99
ステロイド降下薬　40
生活の質（QOL）　11
精神医学的教育　86,92
精神病性の特徴を伴う大うつ病　34
精神病性の特徴を伴う大うつ病性障害　37
精神療法　35,42,52,99,102
精神療法サポート　14
青年　103
青年期　46
セイヨウ・オトギリソウ　33
セチプチリン　15
セレギリン　51
セロトニン症候群　21,29,51
セロトニン-ノルエピネフリン再取り込み阻害薬（SNRI）　17
全身性自己免疫疾患　50
選択的セロトニン再取り込み阻害薬（SSRI）　17,87
全般性不安障害　44
躁転　102
阻害　27

【た】

第3トリメスター　52
大うつ病エピソード　4
大うつ病性障害　6,89
耐容性　18,34,98
代謝疾患　50
対人関係療法（IPT）　35,97
タンドスピロン　38
断眠（SD）　39
遅延（slow）代謝者　26
遅延（slow）代謝者（代謝能低下者）　26
中枢性副腎皮質ホルモン放出ホルモン（CRH）　40
直接コスト　11
チラミン　18
治療アルゴリズム　33
治療抵抗性うつ病　32,34,49
治療薬モニタリング（TDM）　25
定型抗精神病薬　38
てんかん　50
電気けいれん療法（ECT）　5,30,32,33,87,102
伝統的な臨床分類　13
「冬期季節型」うつ病　36
糖尿病　50
特定不能（NOS）のうつ病性障害　107
ドスレピン　15
ドパミン-ノルエピネフリン再取り込み阻害薬　17
トラゾドン　15,21
トリヨードサイロニン（T_3）　30

【な】

内因性　12
内分泌疾患　50
2級アミン　20
二重うつ病　89,104,106
妊娠　34,102
認知行動分析型精神療法（CBASP）　35,106
認知行動療法（CBT）　35,102,104
妊婦　52
脳血管疾患　50
脳腫瘍　50
脳卒中後のうつ病　51
ノルエピネフリン再取り込み阻害薬（NRI）　17
ノルトリプチリン　15,20,43,48,51,52,94,103

【は】

パーキンソン病（PD）　51
ハーブ治療　33
発症年齢　9
パニック障害　44
バルプロ酸　30,52,87,96
パロキセチン　15,18,22,27,42,44,45,47,48,51,52,94,103,105,108
ハロペリドール　38
反応　23
反応性　12
反復　46,86,88,92,101
反復経頭皮磁気刺激（rTMS）　30
反復性　89
反復性短期抑うつ障害（RBD）　107
光療法　36
非定型の特徴を伴うMDD　22
「非定型」抗精神病薬　37
広場恐怖　44
ピンドロール　5,30,31,39
不安　38

不安障害　44
不可逆的MAOI　22
不可逆的MAO阻害薬　28,29
不可逆的モノアミンオキシダーゼ阻害薬（MAOI）　5,86
付加的治療　37
副作用　20,34,49,98,99
副腎皮質ステロイド合成阻害薬　40
物質誘発性気分障害　45
物質濫用/依存　45
部分反応　23
プライマリーケア　35,93,107
ブリップ（blip）　86,93,99
フルフェナジン　38
フルボキサミン　15,18,27,44,94
ブロモクリプチン　30
分類　17
併存　38
ペルゴリド　30
変性性神経疾患　50
ベンゾジアゼピン　38,99
ベンゾジアゼピン系抗不安薬　44

【ま】

マプロチリン　15,94,108
慢性　89
慢性うつ病性障害　104
ミアンセリン　15,20,29,51
ミルナシプラン　15,21
無反応　23
無反応者　32
迷走神経刺激（VNS）　30,40
メチラポン　30,40
メランコリー型の特徴を伴うMDD　22
モニタリング　86,92
モノアミンオキシダーゼ阻害薬（MAOI）　17
問題解決療法（PST）　35

【や】

薬剤間相互作用　27
薬物療法　86,92
有効性　17,18,93
誘導　27
予後　11
予防抵抗性うつ病　100
四環系抗うつ薬　17

【ら】

リスペリドン　30,37
離脱　101
リチウム　5,23,30,31,39,43,49,52,86,93,97,98,100
リバウンド　101
レセルピン　30
ロフェプラミン　15
ロラゼパム　44

〈欧文索引〉

【A】

amineptine　15,42
aminoglutethimide　40
amisulpride　37
aripiprazole　37

【B】

Bech-Rafaelsenのメランコリー尺度（BRMS）　23
bupropion　15,20
buspirone　5,21,30,38

【C】

CBT（認知行動療法）　47
citalopram　15,18,42,44,51,94
Clinical Global Impression尺度（CGI）　23
clozapine　38
CRH受容体拮抗薬　40
CYP1A2　27
CYP2A19　27
CYP2D6　26,27
CYP3A4　27

【D】

dehydroepiandrosterone（DHEA）　30
desipramine　15,20,105,106
dibenzepine　15
dothiepin　15
doxepine　15
DSM-IV　4,6,10,14,45,104,107

【E】

ECT　23,42,47,50,52

【F】

fenfluramine　21
fluoxetine　15,18,27,29,42,44,45,48,51,52,94,
　　105,108

【G】

gabapentin　87,96

【H】

Hamiltonのうつ病評価尺度（HRSD）　23

【I】

ICD-10　4,6,10,14,104
ICD-9　13
IPT（対人関係療法）　47
isocarboxazid　15,18

【L】

lamotrigine　87,96
L-サイロキシン（T₄）　30,31
L-トリプトファン　21,30,32

【M】

MAOI　44
MAO阻害薬　94
mirtazapine　5,15,29,97
moclobemide　15,18,22,49,51,105
Montgomery-Åsbergのうつ病評価尺度
　　（MADRS）　23

【N】

nefazodone　5,15,21,27,42,47,104,106
norfluoxetine　27

【P】

perazine　38
phenelzine　15,18,22,94,103,105

protriptyline　15
PTSD　44
P物質　41
P物質（サブスタンスP）受容体阻害薬　41

【Q】

QTc延長　38

【R】

reboxetine　5,15,42,48

【S】

sertraline　15,18,42,44,48,51,52,105,106
SSRI　5,20,28,29,36,42,44,45,47,51,52,94

【T】

T_3　31
TCA　22,26,28,29,42,44,52,94
tianeptine　15
tranylcypromine　15,18,22
trimipramine　15

【V】

venlafaxine　4,5,15,20,21,22,44,47,48,98
viloxazine　15

【Z】

ziprasidone　37

訳者略歴

山田　和男（やまだ　かずお）

 1967 年　　東京都生まれ
 1991 年　　慶應義塾大学医学部卒業
 1991 年　　慶應義塾大学医学部精神神経科学教室
 1992 年　　慈雲堂内科病院精神科（副医長）
 1995 年　　慶應義塾大学病院漢方クリニック助手
 2002 年　　慶應義塾大学医学部東洋医学講座講師
 2003 年　　山梨大学医学部精神神経医学・臨床倫理学講座講師

医学博士，精神保健指定医，日本東洋医学会評議員，日本東洋医学会指導医・認定専門医
WFSBP 単極性うつ病治療ガイドライン特別委員会委員

著書：『実践 漢方医学―精神科医・心療内科医のために』（星和書店），『漢方医学の知識』（星和書店），『マスコミ精神医学』（星和書店），他

著者一覧

Michael Bauer
  University of California Los Angeles (UCLA), Neuropsychiatric Institute & Hospital, Department of Psychiatry and Biobehavioral Sciences, Los Angeles, CA, USA

Peter C. Whybrow
  University of California Los Angeles (UCLA), Neuropsychiatric Institute & Hospital, Department of Psychiatry and Biobehavioral Sciences, Los Angeles, CA, USA

Jules Angst
  University of Zürich, Department of Psychiatry, Zürich, Switzerland

Marcio Versiani
  Federal University of Rio de Janeiro, Department of Psychiatry, Rio de Janeiro, Brazil

Hans-Jürgen Möller
  University of Munich, Department of Psychiatry, Munich, Germany

WFSBP Task Force on Treatment Guidelines for Unipolar Depressive Disorders
  Peter C. Whybrow(議長；USA), Jules Angst(副議長；Switzerland), Marcio Versiani(副議長；Brazil), Michael Bauer(書記；USA/Germany), Hans-Jürgen Möller (前WFSBP議長；Germany), Herve Allain (France), Ian Anderson (United Kingdom), José L. Ayuso-Gutierrez (Spain), David Baldwin (United Kingdom), Per Bech(Denmark), Otto Benkert (Germany), Michael Berk(Australia), Istvan Bitter (Hungary), Marc L. Bourgeois (France), Graham Burrows (Australia), Giovanni Cassano (Italy), Marcelo Cetkovich-Bakmas (Argentina), John C. Cookson (United Kingdom), Delcir da Costa (Brazil), Mihai D. Gheorghe (Romania), Gerardo Heinze (Mexico), 樋口輝彦(日本), Robert M. Hirschfeld (USA), Cyril Höschl (Czech Republic), Edith Holsboer-Trachsler (Switzerland), Siegfried Kasper (Austria), Cornelius Katona (United Kingdom), Martin B. Keller (USA), Parmanand Kulhara (United Arab Emirates), David J. Kupfer (USA), Yves Lecrubier (France), Brian Leonard (Ireland), Rasmus W. Licht (Denmark), Odd Lingjaerde (Norway), Henrik Lublin (Denmark), Julien Mendlewicz (Belgium), Philip Mitchell (Australia), Eugene S. Paykel (United Kingdom), Stanislaw Puzynski (Poland), A. John Rush (USA), Janusz K. Rybakowski (Poland), Isaac Schweitzer (Australia), Jürgen Unützer (USA), Per Vestergaard (Denmark), Eduard Vieta (Spain), 山田和男(日本)(本書の訳者)

Correspondence:
Dr. med. Dr. rer. nat. Michael Bauer
Visiting Professor of Psychiatry
Neuropsychiatric Institute & Hospital
Department of Psychiatry and Biobehavioral Sciences
University of California at Los Angeles (UCLA)
300 UCLA Medical Plaza, Suite 2330
Los Angeles, CA 90095
USA
Tel: +1 310 825 4908
Fax: +1 310 206 4310
E-mail: mjbauer@mednet.ucla.edu

単極性うつ病性障害の生物学的治療ガイドライン

2003年11月13日　初版第1刷発行

訳　者　山田　和男
発行者　石澤　雄司
発行所　㈱ 星和書店
　　　　東京都杉並区上高井戸1-2-5　〒168-0074
　　　　電話　03(3329)0031（営業部）／03(3329)0033（編集部）
　　　　FAX　03(5374)7186

Ⓒ 2003　星和書店　　　　Printed in Japan　　　　ISBN4-7911-0518-4

気分障害の臨床 エビデンスと経験	神庭重信、坂元薫、 樋口輝彦 著	A5判 286p 3,800円

AFFECTIVE DISORDERS 〈英文版〉躁うつ病等の研究成果	假屋哲彦、 中河原通夫 編	B5変形判 上製 150p 2,330円

精神科ハンドブック(2) **気分（感情）障害**	大原健士郎 監修	B6判 228p 4,000円

躁うつ病の脳科学 方法論から臨床研究まで	神庭重信 編	A5判 上製 448p 6,680円

M.I.N.I. 精神疾患簡易構造化面接法	シーハン、 ルクリュビュ 著 大坪、宮岡、上島 訳	A4判 56p 2,800円

発行：星和書店　　　　　　　　　　価格は本体（税別）です